AF470118

FRACTURES SPONTANÉES

CHEZ

LES ATAXIQUES

PAR

Elie STROICI

DOCTEUR EN MÉDECINE DE LA FACULTÉ DE PARIS

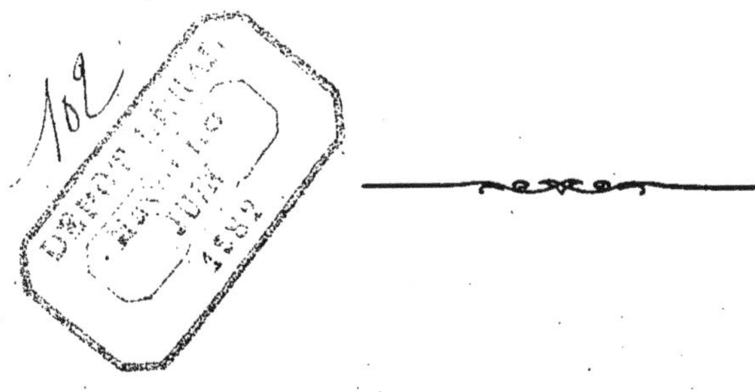

PARIS

ALPHONSE DERENNE

52, Boulevard Saint-Michel, 52

1882

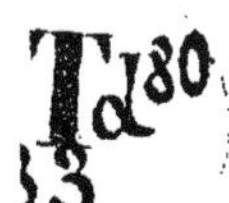

FRACTURES SPONTANÉES

CHEZ

LES ATAXIQUES

FRACTURES SPONTANÉES

CHEZ

LES ATAXIQUES

PAR

Elie STROICI

DOCTEUR EN MÉDECINE DE LA FACULTÉ DE PARIS

PARIS

ALPHONSE DERENNE

52, Boulevard Saint-Michel, 52

1882

FRACTURES SPONTANÉES CHEZ LES ATAXIQUES

§ 1. — Introduction. historique.

En 1873, M. Charcot communiqua à la Société anatomique l'observation de la femme C...., qu'il publia l'année suivante dans les *Archives de physiologie*, observation dans laquelle, concurremment avec les arthropathies, il signale l'existence de fractures spontanées multiples du col du fémur gauche, des deux os de l'avant-bras droit et des deux os de l'avant-bras gauche (1). M. Charcot y ajouta les réflexions suivantes : « Cette observation n'a pas besoin, je pense, d'être accompagnée de longs commentaires; les enseignements qu'elle renferme s'imposent, en effet, pour ainsi dire, d'eux-mêmes. »

Les circonstances particulières dans lesquelles, sous l'action de causes traumatiques tout à fait insignifiantes, se sont produites les diverses fractures, aussi bien celle de la cuisse que celle des deux avant-bras, ne permettent pas de reconnaître dans ce cas l'intervention de l'une quelconque des influences qui, dans la règle, président au développement des *fractures dites spontanées*. C'est ainsi,

1. *Arch. de physiologie*, 1874.

par exemple, qu'il y a lieu d'éliminer toute action d'une prédisposition héréditaire, ou encore celle d'un élément diathésique tel que la syphilis, le cancer, la goutte, le rhumatisme. J'ajouterai que les diverses parties du squelette, les côtes en particulier et les os du bassin, ne présentent chez la malade aucune des lésions qui, cliniquement, peuvent servir à caractériser l'affection désignée sous le nom d'ostéomalacie; enfin, et c'est là un point qu'il importe de bien mettre en relief, on ne saurait invoquer non plus l'existence d'un trouble de nutrition du tissu osseux résultant d'une inactivité fonctionnelle prolongée des membres, consécutive elle-même à l'affection spinale. Tous les détails de l'observation établissent, au contraire, clairement, en ce qui concerne les membres supérieurs, que les fractures s'y sont produites à une époque où ces membres jouissaient encore de tous leurs mouvements physiologiques, la maladie spinale n'étant représentée là que par des excès de douleurs fulgurantes; et, pour ce qui est du membre inférieur gauche, il possédait encore, lui aussi, lorsque le col du fémur s'est brisé, des mouvements étendus et énergiques, modifiés seulement, depuis quelque temps déjà, par l'incoordination motrice (1).

Dès cette époque, l'existence des fractures spontanées chez les ataxiques est péremptoirement établie et tous les autres faits publiés postérieurement ne firent que compléter certains côtés de la question. — Pour l'exposé rapide des différentes publications sur le sujet qui nous occupe, nous

1. M. Charcot. *Mal. du système nerveux*, tome II, p. 374.

emprunterons la description suivante au travail de M. Talamon (1).

La même année (1873), Weir Mitchell notait dans un article de l'*American journal*, sur l'influence du repos dans le traitement de l'ataxie locomotrice, la fréquence des fractures chez les tabétiques. — Forestier, dans sa thèse inaugurale 1874, ajouta un deuxième fait à l'observation de M. Charcot.

M. le professeur Richet eut le premier l'occasion de faire l'examen nécroscopique d'une fracture spontanée du fémur en voie de consolidation (2).

Un deuxième cas de fractures multiples d'origine tabétique fut présenté à la Société anatomique par M. Voisin (3). Mais ce sont les quatre autopsies rapportées par M. Raymond, interne de M. Charcot, en 1875 et en 1876, qui ont le mieux fait connaître les lésions curieuses qui résultent du trouble apporté dans la nutrition des os par l'affection médullaire (4).

Enfin, nous devons encore signaler une observation publiée par M. Oulmont, dans le *Progrès médical* de 1877, qui fournit un appui intéressant à l'étude symptomatologique de ces fractures spontanées.

Tel était en 1878 le bagage scientifique que M. Talamon utilisa pour donner une description synthétique générale

1. *Revue mensuelle de méd. et de chir.*, 1878.

2. *France médicale*, 1874.

3. *Société anatomique*, 1874, p. 814.

4. Deux obs. d'arthr. sans fract. dans la *Thèse d'agrégation* de M. Blum, 1875; deux autres, une d'arthr., l'autre d'arthr. et fract. *In bull. Soc. anat.*, 1876, février.

de ces troubles osseux qui peuvent encombrer l'histoire si accidentée par elle-même de l'ataxie locomotrice.

Depuis, quelques nouveaux faits se sont produits.

L'année suivante (1879), M. Regnard insista sur la composition chimique des os dans les arthropathies (1).

En 1881, M. Blanchard étudia à nouveau les modifications des os dans l'ataxie (2).

La même année, M. Ancelin publie dans sa thèse trois observations de fractures, mais sans autopsie.

Tout récemment encore, M. le professeur Trélat publia de nouveaux faits très instructifs au point de vue de l'évolution clinique des fractures et de leur apparition précoce, à une époque de l'affection tabétique où il eût été difficile de poser le diagnostic de la lésion médullaire, si l'attention n'avait justement été mise en éveil par ces accidents du côté des os (3).

Comme on peut le voir, d'après ce court aperçu historique, il est possible, à l'heure actuelle, de se faire une idée à peu près suffisante des fractures chez les ataxiques. Bien des lacunes restent encore à combler et nous n'avons pas la prétention d'en épuiser l'étude. Aussi, nous bornerons-nous à réunir tout simplement tous ces documents et à tenter une esquisse générale de ce trouble de l'ataxie.

Pour mettre de l'ordre dans notre exposition, nous diviserons les faits en deux groupes : l'un relatif à l'anatomie pathologique, l'autre comprenant les particularités cliniques des fractures.

1. Comptes rendus de l'Académie des sciences, 1879.

2. *Gazette des hôpitaux*, 1881, n° 19 et 34.

3. *Journal des connaissances médicales*, 20 avril 1882.

§ II. — Anatomie pathologique

A. — *Modifications survenues dans la structure et la composition chimique des os, chez les ataxiques.*

M. Charcot, dans ses conférences faites à la Salpêtrière (novembre 1880), a développé l'idée que fractures et arthropathies, dans l'ataxie locomotrice, reconnaissent une même lésion anatomique disséminée par foyers dans toute l'étendue d'un ou plusieurs os, occupant plus particulièrement tantôt la diaphyse, tantôt l'épiphyse. Dans ce deuxième cas, qui est le plus fréquent, surviennent l'usure de l'extrémité osseuse et par ce fait l'arthropathie ; dans le premier cas, ce sont les fractures qui se produisent (1).

Sans nous préoccuper de la cause première qui détermine dans la texture et la composition chimique des os des modifications particulières, qui les rendent fragiles et cassants, nous donnerons une description rapide des altérations osseuses, produites sous l'influence de ce trouble nutritif, qui est, en quelque sorte, le substratum anatomique nécessaire des fractures spontanées dans l'ataxie locomotrice.

La première mention sur cette altération osseuse, dans les fractures chez les ataxiques, nous la trouvons dans une observation de M. Richet de 1874. Il y est dit : « Les extrémités fragmentaires sont creusées profondément de sillons qui indiquent une ostéite intense et l'examen histolo-

1. Note dans « *Contribution à l'étude des arthropathies tabétiques.* Debove, *Archives de neurologie*, n° 5, 1881.

gique confirme ces conclusions : canaux de Havers immenses, ostéoplastes agrandis ayant perdu pour la plupart leurs canalicules ; granulations graisseuses dans les canaux de Havers. — Peut-être cette ostéite est-elle plus intense qu'elle ne l'est d'ordinaire dans les fractures à cette période. Le fémur, du côté opposé, ne présente pas de lésions appréciables à l'œil nu ; au microscope, on trouve les canaux de Havers légèrement agrandis et contenant un peu de graisse » (Obs. III).

La même année M. Voisin eut l'occasion de faire l'autopsie d'une malade ataxique, atteinte de fractures spontanées multiples, qui étaient toutes consolidées. Bien que l'auteur n'ait pas donné les résultats de l'analyse microscopique des os, cependant il est indubitable que ceux-ci étaient malades. En effet M. Voisin dit : « les os tels que les côtes, les tibias et les fémurs que nous examinâmes étaient flexibles. Quand on les pressait entre les doigts, on les sentait fléchir et on faisait sortir un peu de suc à leurs extrémités. Leur volume aussi était diminué et quoique la circonférence de chaque os ne fût pas prise avec un centimètre, on peut affirmer qu'elle n'était pas normale (obs. IV). »

Les faits publiés ultérieurement par M. Raymond et que nous avons signalés dans notre historique, sont aussi des exemples suffisamment nets d'ostéoporose d'origine ataxique.

Sans vouloir faire ici un exposé complet de tout ce qui a été dit sur ce sujet, nous rapporterons cependant le passage suivant du travail de M. Blanchard, qui dépeint avec détail la lésion qui nous occupe : « Si on examine une coupe transversale pratiquée sur un os décalcifié à l'aide des procédés ordinaires, on constate au premier abord des lésions qui sont assez analogues à celles qu'on a décrites dans l'ostéite raréfiante : les canaux de Havers sont considérablement dilatés ; il y a donc résorption du tissu osseux au pourtour de ces canaux. Cette raréfaction de l'os ne marche pas toujours avec une égale rapidité sur toute la la circonférence d'un même canal, mais il arrive au contraire fréquemment que l'érosion progresse plus vite en un certain point ; si, dans le système de Havers voisin, le canal est le siège d'un processus analogue, il peut se faire que les deux canaux se rencontrent, et alors on les voit communiquer l'un avec l'autre, non point par l'intermédiaire d'une anastomose normale, mais par une lacune pathologiquement creusée au sein du tissu osseux. » Et un peu plus loin, dans les os d'ataxique examinés à l'état frais, on voit que tous ces canaux élargis (canaux de Havers) sont remplis de graisse (1).

En résumé, sous l'influence d'une cause peu connue encore dans son essence, malgré les recherches de M. Charcot (2), il se produit dans l'ataxie locomotrice un vice de nutrition, subordonné à l'affection nerveuse, en vertu duquel l'os devient fragile, par le fait d'une véritable ostéite raréfiante ; partout où l'os disparaît, les lacunes en sont comblées par la présence d'un tissu d'apparence graisseuse.

Pour ce qui est des modifications chimiques des os, les renseignements sont moins nombreux ; et nous n'avons pu

1. Blanchard. — *Gazette des hôpitaux*; février, 1881.

2. Charcot. — *Leçons sur les maladies du système nerveux ;* tome II, 3me édition, page 70.

trouver sur ce sujet, que les résultats de l'étude faite dans ce but par M. Regnard. D'après ce dernier observateur, il y aurait diminution de la proportion de phosphates, augmentation considérable des matières grasses, quant aux carbonates, leur quantité resterait invariable et par conséquent elle serait normale (1).

Avant de quitter ce sujet, il faut que nous signalions un nouveau travail de M. Debove, sur les altérations des os chez les hémiplégiques (2) ; cet auteur y a trouvé les mêmes modifications d'ostéite raréfiante que chez les ataxiques.

Cette acquisition nouvelle prouve, une fois de plus, la relation intime qui existe entre la nutrition du système osseux et l'axe nerveux spinal.

Il est donc hors de doute maintenant, que c'est grâce à cette altération matérielle des os que ceux-ci se fracturent si souvent dans l'ataxie locomotrice, sous l'influence de causes peu en rapport avec l'effet traumatique qu'elles paraissent produire.

B. — *Considérations anatomiques sur les fractures et sur le cal chez les ataxiques.*

Si nous faisons le dépouillement complet des diverses observations authentiques que nous avons pu recueillir

1. P. Regnard. — De la composition chimique des os chez les ataxiques : comptes rendus à l'Académie des sciences, 1879, et dans la *Gazette médicale*, 1880.

2. Debove. — Des altérations du tissu osseux chez les hémiplégiques. *L'Union médicale*. 1881, décembre.

dans les différents auteurs, nous trouvons que cinq fois sur onze les fractures coïncidaient avec des arthropathies. Or c'est là un fait qui est en parfaite harmonie avec les dernières doctrines de M. Charcot, qui, comme nous l'avons vu plus haut, considère les deux phénomènes, fractures et arthropathies, comme des effets connexes résultant d'un même principe : le vice de nutrition des os.

Un autre fait qui ressort de nos recherches est le mode de répartition des fractures suivant les os. Bien qu'il faille tenir un certain compte de la cause occasionnelle, qui, de peu d'importance dans l'espèce, a cependant quelque influence sur le siège de la fracture, néanmoins il est intéressant de remarquer que dans tous les cas connus, la fracture a occupé les membres inférieurs. Et même lorsque les membres supérieurs étaient le siège de fractures, les inférieurs présentaient également des lésions articulaires d'origine tabétique.

Est-ce là un effet du hasard ; faut-il attribuer à la cause occasionnelle seule ce fait que chez les ataxiques les membres inférieurs se fracturent le plus souvent ?

Il est évident qu'une simple contorsion du corps un peu brusque, ou bien le fait d'ôter sa chaussure, accidents que les malades accusent souvent comme causes de leurs fractures, ne sont que des circonstances banales, qui auraient peu de prise sur un os tout à fait sain, et par conséquent impuissantes à nous expliquer la production d'une fracture chez un ataxique.

Il faut donc chercher ailleurs le motif de cette prédilection pour les membres inférieurs ; et pour sortir d'embarras, il nous suffira de rappeler, que la lésion systématique des faisceaux de Burdach procède de bas en haut, et c'est là une évolution qui est bien faite pour expliquer non seulement la fréquence des arthropathies aux membres inférieurs, ce qui est déjà connu, mais en même temps des fractures. En effet c'est tout d'abord sur les membres inférieurs, que s'accuse l'influence nocive exercée par le département médullaire dorso-lombaire malade en premier lieu. Ces membres seront donc tout d'abord les plus fragiles, et par conséquent les plus accessibles aux moindres causes de fracture.

Il est rare qu'un seul os soit atteint ; le plus souvent chez le même malade on trouve des fractures multiples, occupant plusieurs membres, soit en même temps, soit successivement à des époques différentes. Le passage suivant, que nous empruntons à une leçon de M. le professeur Trélat est très instructif à cet égard.

« A la Charité, il y a quatre ans, j'ai vu une femme ataxique ; la multiplicité des fractures dont elle était atteinte, la rendait toute bosselée, noueuse, transformée pour ainsi dire en un sac de noix ; pendant son séjour à l'hôpital, elle trouva le moyen de se faire quelques fractures de côtes et d'humérus ; bref, elle mourut sans nous laisser son squelette (1).

Avant de donner une description générale du cal, je crois devoir reproduire ici les résultats de l'autopsie de la première malade de M. Charcot, malade qui permit au professeur de découvrir ce nouveau trouble trophique de l'a-

1. Hôpital Necker. M. le professeur Trélat. *Fractures chez les ataxiques. Journal des connaissances médicales.* Avril 1882.

taxie locomotrice. Je ne signalerai que ce qui a trait aux fractures.

« Les deux *omoplates* qui ont été fracturées sont raccourcies, parce que le fragment inférieur a remonté sur la face postérieure du fragment supérieur.

Elles nous montrent un cal assez régulier et complet à droite, irrégulier et incomplet à gauche en ce sens que la fracture, qui a la forme d'un angle droit à sommet interne, n'est consolidée que dans sa partie verticale ; les deux lèvres de la portion horizontale de la fracture ne sont pas soudées et sont revêtues de végétations osseuses. Les fractures siègent à la partie moyenne de la fosse sous-épineuse.

La *clavicule gauche* présente une fracture consolidée, située à l'union de son quart externe avec ses trois quarts internes.

Le *cubitus* et le *radius* du côté droit offrent des cals volumineux consécutifs à des fractures qui se sont produites à l'union du tiers inférieur avec le tiers moyen. L'un et l'autre sont raccourcis.

Sur le *cubitus gauche*, on trouve un cal très-gros à la jonction du quart supérieur avec les trois quarts inférieurs. Du bord externe et postérieur de ce cal part une jetée osseuse qui se dirige obliquement en bas, en décrivant une courbe à concavité postérieure, et va s'unir au radius un peu au-dessous du tiers supérieur. Le *radius*, qui a été fracturé à sa partie moyenne, présente un cal long de cinq à six centimètres, volumineux, et qui, en bas, donne naissance à une autre jetée osseuse, laquelle vient s'unir à la face antérieure du cubitus, de telle sorte que la jetée supérieure est située en arrière des deux os et l'inférieure, au contraire, à leur partie antérieure. — Des deux côtés, les os des avant-bras sont raccourcis, principalement les radius et plus particulièrement le radius gauche (1). »

Cette observation a elle seule suffit pour établir les caractères macroscopiques généraux du cal dans les fractures des ataxiques. Ajoutons cependant que ce tissu osseux de nouvelle formation présente une densité qui contraste avec la raréfaction qui domine dans les fragments, au delà du foyer de la fracture.

Dans l'observation de M. Voisin à propos d'une fracture de la clavicule, nous trouvons en effet que : « le tissu au niveau de cette fracture était dense et bien plus compacte que dans le reste de l'os. »

En résumé les principaux caractères du cal des fractures chez les ataxiques, sont l'*exubérance*, sa *dureté* et l'état *compacte* du tissu osseux à son niveau, et enfin la présence de *jetées osseuses* périphériques, qui le rendent plus ou moins irrégulier.

Un autre point important, enseigné par les faits, et généralement admis par tous les auteurs qui se sont occupés de la question, c'est la consolidation relativement facile de ces sortes de fractures.

A quoi cela tient-il? Avant d'en tenter l'explication, rappelons que des observations de M. Debove, sur les fractures chez les hémiplégiques, il ressort la même conclusion, c'est-à-dire la même facilité de cicatrisation osseuse (2).

Or, il nous paraît légitime, pour interpréter ces faits,

1. Obs. 1.

2. *Loco citato.*

de tenir compte de cette ostéite raréfiante, dans laquelle les alvéoles de l'os sont remplies par un tissu particulier qui ne demande qu'à proliférer à la moindre cause d'irritation. Cette interprétation a été exprimée, il y a longtemps déjà, par M. Richet à l'occasion du fait qu'il a observé. D'après lui, le cal résulte d'une ostéite des extrémités fragmentaires, qui prépare l'os, pour ainsi dire, à recevoir en abondance les matériaux de nutrition nécessaires à la consolidation.

Dans l'ataxie, l'os est comme creusé à l'avance, il est tout prêt, et les matériaux de nutrition n'ont plus qu'à passer, puisque le chemin leur est ouvert. La cause même qui a déterminé la fracture assurera donc et hâtera sa consolidation.

Il nous semble que cette façon d'envisager les faits expliquerait suffisamment pourquoi, dans le cas particulier qui nous intéresse, le cal est très solide, un peu plus volumineux qu'il ne devrait l'être dans l'état normal et s'accompagne fréquemment de la production de jetées osseuses.

Cependant, la terminaison n'est pas toujours aussi heureuse qu'on pourrait le penser de prime abord. Bien que le fait ne s'observe pas souvent, et qu'il n'en existe qu'un seul cas, à notre connaissance, il faut néanmoins savoir que quelquefois la fracture s'est accompagnée de suppuration ; et cela est arrivé sans qu'il y ait la moindre solution de continuité des téguments, qui permît la pénétration de l'air au foyer même de la lésion osseuse. — La chose est clairement exprimée dans le passage suivant de l'observation de M. Richet. « L'incision de la cuisse donne

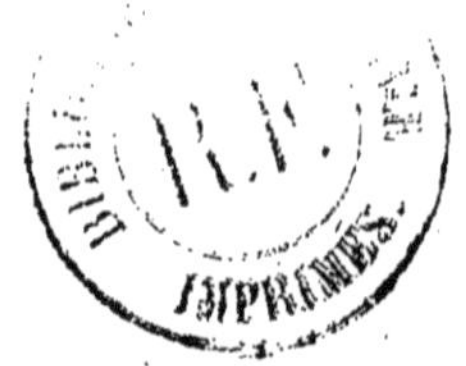

lieu à l'écoulement d'une grande quantité de pus, épanché autour du foyer de fracture. Ce pus, qu'on peut évaluer à plus d'un litre, a une couleur café au lait, il est diffus à travers les muscles de la cuisse qui sont ramollis. Les fragments de l'os fracturé sont pointus, disposés en spirale et très obliques. »

Ce sont là les diverses particularités qui nous ont paru devoir appartenir aux fractures des ataxiques.

Quant aux autres caractères, tels que le trait de la fracture, le déplacement des fragments, leurs rapports avec les parties périphériques, ils ne présentent rien de particulier qui doive être noté. A cet égard tout ce que l'on sait des fractures en général peut leur être appliqué.

Avant de terminer ce chapitre, nous ne dirons qu'un mot des relations pathogéniques qui existent entre les lésions osseuses et le système spinal.

Conduit par l'analogie, M. Charcot voulut voir dans cette ostéoporose des ataxiques un trouble de même nature que l'atrophie musculaire, et crut devoir l'attribuer à une lésion des cornes antérieures de la moelle. Si les premiers faits semblaient donner gain de cause à cette théorie, de l'avis de M. Charcot lui-même, on doit actuellement abandonner cette hypothèse, controuvée qu'elle est par les cas qu'il a eu l'occasion d'observer postérieurement (1).

1. M. Charcot. Mal. du système nerveux, tome II.

§ III. — PARTICULARITÉS CLINIQUES

A. — *Étiologie.*

Ce chapitre ne saurait être bien long. Nous avons déjà vu, un peu plus haut, que la condition essentielle, la cause prédisposante au premier chef était la raréfaction et la fragilité de l'os. — Quant aux déterminations occasionnelles qui ont provoqué la production de ces fractures, elles doivent être reléguées au second plan. Elles sont toutes trop banales et incapables d'intéresser un os sain pour que nous donnions plus de détails là-dessus.

B. — *Fréquence des fractures.*

Les fractures spontanées, dit M. Charcot, ne sont pas extrêmement rares ; mais lorsque les malades sur lesquels elles se produisent ne sont pas des vieillards, ce sont presque toujours des ataxiques, et je pourrais citer un grand nombre de fractures chez des ataxiques, considérées à tort comme des fractures absolument spontanées (1).

D'autre part nous voyons M. Talamon rapporter à l'ataxie locomotrice, rien que par la lecture des observations de Larrey, trois cas de fractures spontanées sans causes nettement appréciables.

Il est donc fréquent de voir des auteurs citer des faits

1. *Bull. Soc. Anat.* mai 1875. — Discussion sur un cas de M. Bourceret.

de fractures spontanées, que n'explique aucune diathèse telle que la syphilis, l'ostéomalacie etc. De remarquables exemples de fragilité des os, dit Hamilton dans son traité des fractures, ont été publiés de loin en loin.

Gibson rapporte le cas d'un jeune homme qui, à l'âge de dix-neuf ans, avait eu vingt-quatre fractures, Arnott parle d'une fille qui, à quatorze ans, s'était déjà fait trente et une fractures. — Esquirol possédait le squelette d'une femme, sur lequel on pouvait trouver la trace de plus de deux cents fractures. — Dans la plupart des cas la consolidation se fit rapidement (1).

L'observation suivante de Goodwin est très intéressante à cet égard ; aussi en donnons-nous la publication *in extenso*, en conservant l'orthographe de l'époque (2).

« Marie Bradcock, pauvre femme de la paroisse de Dalinghoë, près du marché de Wickham, dans la province de Suffolk, pendant l'hiver de 1783, fut attaquée, dans la plupart des membres, de douleurs, qu'elle attribuait à un rhumatisme, quand un jour, en traversant sa maison, elle se heurta le pied contre une brique, et ne fut pas peu surprise de le trouver fracturé près de la cheville. Avant d'être parfaitement rétablie de cet accident, elle devint grosse ; étant malportante et faible, au moment que son mari l'aidait à sortir du lit, son fémur gauche se cassa en deux, quoiqu'il n'eût été exposé à aucun effort particulier.

Elle accoucha heureusement, et bientôt son bras gauche se fractura près de l'épaule, en le posant simplement

1. Hamilton. — *A treatise on fractures and dislocations*. London 1871. et *Revue mensuelle*. Talamon 1878.

2. Cas de Goodwin. *ancien journal de médecine*. 1788. tome 76.

sur le cou d'une personne qui l'aidait à se lever sur son lit. Cette fracture guérit aussi très-bien. Peu après (étant étendue dans son lit) son fémur gauche se cassa très haut près de la hanche, et au bout de quelque temps plus bas, près du genou. Une de ses clavicules se cassa aussi sans violence. Son bras droit éprouva le même sort en levant de dessus la table un vase qui contenait environ une chopine.

Elle souffre actuellement de la troisième fracture de son fémur droit, qui se fit dimanche dernier (pour s'être levée légèrement sur son lit) à l'endroit même, ou près de cette partie du genou qui avait été fracturée ci-devant, et qui était réunie par un calus.

On a laissé les os se réunir d'une manière irrégulière par le secours du bain et des bandages seulement. Il eût été dangereux de faire l'extension des membres; car la situation est si déplorable, qu'elle ne peut hasarder de se remuer, même pour laisser faire son lit, dans la crainte que ses os ne se fracturent.

Elle est âgée de trente deux ans, et d'un tempérament délicat; elle a la fibre lâche, le teint blanc et les cheveux légèrement bruns. Actuellement elle est dans le sixième mois de sa neuvième grossesse. Sa manière de vivre a toujours été très modérée; jamais elle n'a pris de remèdes mercuriels, et elle a joui en général d'une assez bonne santé.

Avant que ses os se cassent, elle éprouve constamment, pendant plusieurs semaines, une douleur considérable à l'endroit même ou la fracture doit se faire. Cette douleur va en augmentant jusqu'à ce que l'os soit fracturé, et elle cesse alors en peu de jours ; l'os s'unit en cinq ou six semaines par un calus. Actuellement elle se plaint d'une douleur un peu au-dessus du coude, et, d'après ce qu'elle a si souvent éprouvé, elle s'attend que son bras se cassera en cet endroit.

Cette malheureuse femme a eu, dans l'espace d'un an et demi, huit fractures, dont sept sont arrivées dans les douze derniers mois, et toutes sans aucune cause externe à quoi on puisse les attribuer.

Observations ajoutées à la précédente par le docteur Hamilton.

J'ai fait les recherches que vous m'avez recommandées, relativement à l'observation que je vous envoyai dernièrement. — J'ai aussi visité la malade, comme l'ont fait quelques centaines de personnes, parce que son histoire avait été insérée dans le journal d'Ipswich, pour engager les personnes charitables à envoyer leurs dons. — Dans son urine ni dans sa transpiration, je n'ai rien trouvé qui différât de l'état de santé. A en juger par son teint et par d'autres circonstances, on serait porté à soupçonner une disposition aux *scrophules, quoiqu'elle n'ait jamais eu cette maladie*. Elle m'a appris cependant que plusieurs personnes de sa famille en avaient été affligées, et que dans ce moment même un de ses enfants en était attaqué. Sa cuisse droite est considérablement contournée, ce qui est dû à la manière irrégulière dont il a fallu souffrir que se fît la réunion de l'extrémité des os fracturés. Sa cuisse gauche a au moins le double de volume de la droite ; peut-être cela est-il occasionné par la pression exercée sur les vaisseaux lymphatiques de cette partie, puisque la malade s'appuie constamment sur le côté gauche. »

S'agirait-il là, comme le fait remarquer M. Charcot, d'un cas d'ataxie locomotrice? Nous n'oserions pas l'affirmer ; cependant pareille opinion est autorisée, toutes les fois que la multiplicité vraiment extraordinaire des fractures ne se trouve suffisamment expliquée ni par la violence des causes occasionnelles, ni par l'existence de prédispositions constitutionnelles indéniables, autres que l'ataxie locomotrice.

Cela étant posé, il nous est permis de nous demander si les fractures chez les ataxiques ne sont pas plus fréquentes que ne paraissent l'indiquer les faits authentiques jusqu'à présent connus ?

On ne pourra juger définitivement la question à ce point de vue que plus tard. En effet les auteurs, connaissant actuellement en détail les symptômes de l'ataxie, ne laisseront passer inaperçu aucun cas de fracture se rapportant vraiment au tabes.

C. — *Période de l'ataxie à laquelle les fractures s'observent le plus souvent.*

M. Lecomte (1), qui a étudié ce côté de la question au double point de vue des fractures et des arthropathies s'exprime de la façon suivante :

« En général, arthropathies et fractures, les premières surtout, ne s'observent guère qu'au premier degré de la

1. Essai sur les complications osseuses et articulaires de l'ataxie locomotrice, thèse de Paris, 1877.

maladie générale. — Presque toujours, d'après les auteurs qui ont écrit sur ce sujet, la poussée articulaire se rencontre chez des individus qui en sont encore à la première période de l'ataxie et chez lesquels on ne rencontre que des accès de douleurs fulgurantes. — Il est un symptôme qui accompagne très souvent la production de ces arthrites, ce sont des crises gastriques très douloureuses ; dans quelques cas ce sont des phénomènes oculaires, beaucoup plus rarement encore des phénomènes laryngés.

Ainsi donc, c'est presque toujours antérieurement à l'apparition des phénomènes d'incoordination, mais après des accès fulgurants, que l'on constate chez les malades le développement d'une arthropathie.

Cependant nous devons dire qu'il est des cas, moins fréquents à la vérité, où les symptômes articulaires n'ont été appréciables que dans une période beaucoup plus avancée, alors que les troubles musculaires étaient déjà très nettement caractérisés. »

Cette façon de voir de M. Lecomte est exacte quant aux arthropathies. Pour ce qui est des fractures elle est en désaccord avec les recherches faites par d'autres observateurs.

« D'après les faits observés, dit M. Ancelin (1), ces fractures ne paraissent pas appartenir à la période du début, les malades les moins avancés en étaient déjà à la période d'incoordination ; ce n'est pas un phénomène précoce comme l'arthropathie. »

De notre côté, nous nous sommes livré à une analyse minutieuse des observations que nous avons sous les yeux et nous croyons pouvoir présenter les résultats suivants :

1. *Ancelin.* — Thèse, 1881. Sur les fractures chez les ataxiques.

Autant qu'il nous a été possible de préciser les périodes de la maladie générale, d'après la lecture attentive des observations, nous avons pu constater que *trois* fois sur *dix* la fracture s'est produite à une époque relativement peu éloignée du début ; ou, ce qui est mieux, les malades ne présentaient au moment de l'accident, aucune trace d'incoordination du mouvement (1). — Ils présentaient de plus une exacerbation de leurs crises fulgurantes ; ceci ne doit cependant pas être exagéré, car l'intensité des douleurs à elle seule ne suffirait pas à déterminer une fracture. Tout au plus, pourrait-on admettre que les malades remuent davantage à ce moment, torturés qu'il sont par la douleur, et s'exposent ainsi à se briser plus facilement les membres.

D'autre part, nous constatons que *sept* fois sur *dix* les accidents du côté des os se sont produits en pleine période d'incoordination, alors que par leur maladresse et le désordre de la démarche, les malades pouvaient plus facilement butter contre un obstacle quelconque, ou contracter démesurément leurs muscles, de façon à se fracturer certaines parties de leur squelette.

Bien que la série de faits ne soit pas encore suffisamment nombreuse pour nous permettre de généraliser, on peut dire toutefois que c'est pendant la seconde période du *tabes* que les fractures se produisent le plus fréquemment. Sans aucun doute l'incoordination, par elle-même, est pour quelque chose dans le mécanisme de leur production ; mais ce qui serait nécessaire pour bien comprendre leur

1. Obs. II ; obs. V et obs. X.

fréquence à cette période du *tabes*, ce serait de savoir à quel moment de la maladie générale apparaissent les troubles d'ostéoporose. Nous ne croyons pas que jusqu'ici des recherches aient été faites dans ce sens ; il y a donc là une lacune qui sera probablement comblée par des travaux ultérieurs.

Avant de terminer ce chapitre, nous croyons devoir attirer l'attention sur une particularité qui, à coup sûr, ne doit pas se rencontrer souvent dans les fractures en question. Nous en devons la connaissance à M. le professeur Trélat.

« En juillet 1879, dit cet auteur, j'étais consulté par un homme de 44 ans, qui vint me montrer le bas de sa jambe droite. Trois mois auparavant, en descendant un escalier, il avait ressenti une douleur vive, était tombé, et avait été traité pour une fracture ordinaire avec des appareils inamovibles.

Cette chute, causée par une douleur, me causait un peu d'étonnement.

Examinant la partie inférieure de la jambe, je trouvai que son diamètre excédait de deux centimètres et demi celui du côté opposé ; le pied était en bonne position ; je ne comprenais pas ce gros cal, j'envoyai ce malade à Bourbonne-les-Bains ; il en revint et put chasser (obs. XI). »

Un peu plus tard survint chez le même sujet une arthropathie de la hanche, et ce n'est qu'à ce moment seulement qu'il fut possible de constater chez lui les signes certains de l'ataxie locomotrice.

Deux points remarquables sont à retenir de l'histoire de ce malade. Le premier, c'est la précocité de la fracture ;

le malade ne présentait presque pas de signes d'ataxie, si bien qu'après la consolidation de la fracture, il put se livrer sans gêne aux exercices de la chasse ; le second, c'est l'apparition de l'incoordination peu de temps après la production de la fracture. Ce dernier accident a-t-il provoqué l'apparition des phénomènes du *tabes*, comme cela arrive dans les autres maladies générales, telles que l'intoxication palustre, le diabète, etc... ou bien y a-t-il là une simple coïncidence ? Nous ne saurions pas trancher la question, le fait est cependant à enregistrer.

D. — *Signes des fractures.*

M. Ancelin, dans sa thèse, a essayé de trouver quelques signes particuliers appartenant en propre aux fractures des ataxiques. Or, ils diffèrent peu des signes ordinaires des fractures, et à cet égard, nous ne saurions mieux faire que de transcrire ici les conclusions suivantes empruntées à M. Trélat :

« Presque toujours elles sont sans gravité ; il n'y a pas de crépitation ; la douleur n'est ni vive ni aussi nettement localisée que dans les fractures ordinaires. On n'observe ni ecchymose, ni suffusion sanguine. à peine de la mobilité anormale ; le principal signe est l'*empâtement*.

Les malades guérissent sans traitement avec un cal difforme (1). »

1. *Loco citato.*

E. — *Diagnostic.*

Il consiste moins à reconnaître une fracture qu'à la rapporter à sa véritable cause. — Pour ce qui est du second point, il est clair qu'il faut avant tout reconnaître si l'individu porteur de fracture est tabétique, et s'il ne présente pas d'autres conditions capables d'expliquer la fracture, sans l'intervention de l'ataxie. Pour ce qui est du premier, la fracture a été méconnue dans un cas ; nous trouvons dans l'observation de M. Trélat le passage suivant : « pendant la marche, la malade entendit nettement par deux fois un bruit dans sa hanche, analogue au craquement d'un verre de lampe qui éclate, puis tomba sur le côté. Admise dans le service de M. Cusco, cette malade présentait comme phénomène capital un gonflement, un empâtement profond qui fut pris sans doute pour un abcès sous-périostique de l'extrémité supérieure du fémur ; on fit une bonne incision de huit à neuf centimètres qui ne donna issue qu'à du sang. Au bout de trois mois, cette femme quitte l'hôpital et marche avec des béquilles (1). »

1. Obs. X.

Observation I

Ataxie locomotrice progressive. — Luxations et fractures spontanées consécutives. — Luxation ilio-pubienne complète de l'articulation coxo-fémorale gauche. — Raccourcissement du fémur gauche. — Fracture du col anatomique du fémur gauche. — Luxation ilio-ischiatique complète de l'articulation coxo-fémorale droite. — Luxation sous-coracoïdienne complète de l'articulation scapulo-humérale gauche. — Fracture consolidée à cal difforme et oblique des deux os de l'avant-bras gauche. — Arthrite chronique de l'articulation scapulo-humérale droite. — Fracture consolidée à cal volumineux des deux os de l'avant-bras droit (par *M. Charcot, Archives de physiologie* 1874).

La nommée A. Co..t, âgée de 57 ans, domestique, a été admise à la Salpêtrière, comme infirme, le 8 février 1866. Elle est entrée à l'infirmerie de l'hospice, salle Saint-Jacques, n° 23, le 15 octobre 1873. Cette femme a eu neuf enfants; sept d'entre eux sont morts entre 5 et 15 mois, une autre a succombé à l'âge de 34 ans, des suites d'une couche. Il n'y a rien à noter dans les antécédents de la malade, si ce n'est de fortes migraines, accompagnées de vomissements, coïncidant le plus souvent avec les règles. Les migraines ont en grande partie disparu vers l'âge de 35 ans (1850), époque à laquelle ont apparu *les douleurs fulgurantes*, qui marquent le début de la maladie actuelle. Ces douleurs ont occupé tout d'abord les membres inférieurs, les mollets surtout et les cou-de-pied. « Je sentais, dit-elle, comme des éclairs me passer dans les jambes »; elles étaient violentes, plus fortes la nuit que le jour, revenaient par crises, lesquelles duraient environ de 12 à 15 heures. Vers le même temps survint un sentiment habituel de constriction douloureuse à la base de la poitrine. Les crises douloureuses qui, dans les premiers temps, se montraient toutes les trois semaines environ, devinrent, par la suite, plus fréquentes et plus violentes. Elles auraient atteint leur maximum d'intensité et de fréquence vers l'âge de 38 ans.

A l'âge de 42 ans, à la suite d'engourdissement dans le pied droit, la malade remarqua un jour que la *cuisse de ce côté était considérablement tuméfiée* ; le membre, sur ce point, avait, paraît-il, presque doublé de volume. Cette enflure ne s'accompagnait ni de rougeur, ni de douleur ; elle n'empêcha pas C... de continuer comme par le passé et sans gêne notable, son service de domestique. L'enflure et l'engourdissement persistèrent pendant plusieurs mois. Ces symptômes étaient en voie d'amendement, lorsque, un matin (1858), en descendant de son lit, la malade remarqua avec étonnement qu'elle boitait, et que son membre inférieur droit s'était raccourci. Il s'était produit, pendant la nuit, dans le lit, sans douleur, *une luxation de la hanche droite.*

La marche, à partir de cette époque, fut rendue difficile, mais non impossible, tant s'en faut ; car C..., devenue incapable de continuer son service de domestique, peut encore, néanmoins, pendant près d'un an, se rendre chaque jour à pied dans un hôtel meublé éloigné de sa demeure et où on l'occupait à faire des lits.

Vers le commencement de l'année 1859, survint dans le pied gauche un engourdissement semblable à celui qui, dans le temps, avait occupé le pied droit. Cet engourdissement durait depuis plusieurs mois, lorsqu'une nuit, à la suite d'un mouvement dans le lit, un craquement se produisit dans la *hanche gauche qui se luxa.*

A partir de ce jour, les deux membres inférieurs étant également raccourcis, tout travail actif devint désormais impossible. C... se fit transporter à l'hôpital de la Charité, où elle demeura pendant quatre mois. A cette époque, elle pouvait encore se tenir debout et marcher même, en s'appuyant le long des murs. Elle éprouvait comme par le passé, de temps à autre, des crises de douleurs fulgurantes dans les membres inférieurs. Ces douleurs ne s'étaient pas montrées encore dans les membres supérieurs.

Après sa sortie de la Charité, C... fut admise successivement dans divers hôpitaux ; enfin, elle rentra, en juillet 1865, à l'Hôtel-Dieu, dans le service de M. Vigla.

A ce moment, la malade se servait très bien de ses membres supérieurs, qui n'étaient le siège d'aucune douleur ; quant aux membres inférieurs, où les douleurs fulgurantes continuaient à se produire de temps en temps, elle pouvait, au lit, leur imprimer des mouvements énergiques ; mais ces mouvements étaient devenus désordonnés, mal coordonnés, rappelant ceux des jambes d'un polichinelle. » Les diverses jointures de ces membres avaient acquis une laxité extrême ; aussi C... pouvait aisément « embrasser son pied, » le porter même derrière sa tête, toutes choses qu'il lui était impossible de faire autrefois. Un jour, étant au lit, et voulant faire montre de sa souplesse, elle porta son pied gauche vers sa bouche, comme pour l'embrasser, et dans ce mouvement le *fémur gauche se fractura.*

Les douleurs fulgurantes commencèrent à se montrer dans les membres supérieurs un an environ après l'admission de C... à l'hospice de la Salpêtrière (fin de 1866), et depuis lors, elles n'ont pas cessé de survenir par crises. Elles siègent, tantôt sur un point, tantôt sur l'autre ; jamais elles ne se montrent aussi violentes que celles qui, de temps en temps, occupent encore les membres inférieurs. Les mouvements dans les membres inférieurs n'ont été affectés que dans ces derniers temps. Aussi, à la fin de juin 1873, C... pouvait encore sans difficulté porter ses aliments à sa bouche, se livrer à des travaux d'aiguille, ramasser sur son lit les objets les plus délicats, un brin de fil, une aiguille.. Cependant, il lui arrivait parfois de ressentir de la roideur dans les doigts, qui se redressaient obstinément. En dehors de cela, il n'existait à cette date, dans les membres supérieurs, aucune trace d'incoordination motrice.

Vers le milieu de juillet 1873, C... au moment où elle changeait de position dans son lit, se *fractura les deux os de l'avant-bras gauche.* Elle ne saurait dire au juste comment cette fracture s'est produite ; mais il est certain qu'il n'y a eu ni chute, ni effort violent. Aucun appareil n'a été appliqué. La consolidation s'est faite assez rapidement ; le cal est volumineux, difforme. Depuis l'époque où cet accident a eu lieu, la main gauche présente une déformation particulière qui tend chaque jour à s'accuser davantage. Les éminences thénar et hypothénar sont rapprochées l'une de l'autre ; le pouce allongé repose sur l'index qui est légèrement fléchi. Les autres doigts sont également dans la demi-flexion.

Trois mois après (sept. 1873), dans le temps où C... s'aidait de la main droite pour se redresser dans son lit, *l'avant-bras droit* s'est fracturé à son tour vers la partie moyenne. Aucune douleur ne s'est fait sentir au moment où la fracture est survenue. Un appareil a été appliqué. La consolidation s'est faite assez promptement, sans grande difformité. La main droite commence à présenter une déformation analogue à celle qu'offre la main gauche. Les mouvements des divers segments du membre sont faciles encore et réguliers. C... peut porter avec la main droite ses aliments à sa bouche, ramasser de menus objets, etc. Enfin le 11 octobre 1873, à la suite d'un mouvement insignifiant, une *luxation de l'épaule gauche* s'est produite. L'épaule au préalable n'avait pas présenté de gonflement, et la malade n'y avait ressenti aucune douleur.

Vers la même époque, des troubles de la vision sont remarqués pour la première fois; de temps à autre, les objets paraissent doubles; des étincelles passent parfois devant les yeux. On note que la pupille droite est, d'une manière permanente, plus dilatée que la gauche.

État actuel. — (Relevé le 26 novembre 1873.) A ma prière, mon collègue, M. le Dr Meunier, chirurgien de la Salpêtrière, a bien voulu étudier et décrire avec grand soin les lésions que présentent chez C.., les os et les jointures. Je reproduis *in extenso* la note qu'il a eu l'obligeance de me remettre à ce sujet :

Membre inférieur gauche. — Il est très-raccourci et mesure 62 centimètres de l'épine iliaque antérieure et supérieure à la malléole externe. Il est placé sur le côté externe dans l'abduction et dans la rotation en dehors. Il n'y a à signaler aucune particularité notable pour le pied, la jambe, le genou et même pour la partie inférieure de la cuisse. C'est la partie supérieure de la cuisse ainsi que la hanche, et comme siège précis, c'est l'articulation fémorale qui est lésée. Le grand trochanter est abaissé et dans une position telle, qu'il est porté du côté de la partie postéro-externe de la cuisse. Il se trouve situé à une distance d'environ 12 centimètres de l'épine iliaque antérieure et supérieure, lorsque le membre est placé dans la rectitude.

Toute la partie interne de la cuisse, à partir de 8 centimètres audessus du condyle interne du fémur, présente successivement des plis transversaux, plus ou moins profonds, que l'on peut évaluer à environ une douzaine ; les uns occupent toute l'étendue de cette partie interne la dépassent même en arrière; les autres plus rapprochés du pli de l'aine, dépassant la partie antérieure de la cuisse et se prolongent même, sans l'atteindre, jusque vers la partie latérale externe.

Sur la partie externe de la cuisse se trouvent quelques bourrelets de peau, dans le sens longitudinal du membre, bourrelets s'effaçant par les mouvements.

La forme de la cuisse est celle d'un cône tronqué. La cuisse tout entiere est raccourcie, et mesure depuis l'épine iliaque antérieure et supérieure jusqu'au condyle interne du fémur une longueur de 23 centimètres.

L'articulation de la hanche jouit de ses six mouvements : la flexion, l'extension, l'adduction, l'abduction, la rotation et la circomduction. Le mouvement d'extension est limitée, le mouvement d'abduction est le plus étendu, la jambe et la cuisse pouvant être placées entièrement sur leur partie latérale externe où elles reposent sur le plan du lit. Ces mouvements sont ceux exécutés par la malade elle-même. On peut les produire aussi complètement qu'ils sont décrits ci-dessus. Dans les mouvements provoqués on entend parfois, surtout quand le membre est placé dans la rotation en dehors, des craquements très prononcés, dus sans doute au frottement de deux surfaces rugueuses.

Nous induisons de la description ci-dessus qu'il y a une *luxation de la hanche*. La tête fémorale étant portée en haut et en dedans, la variété de luxation est celle désignée sous le nom de *luxation ilio-pubienne* ; ajoutons que cette luxation est *complète* et de *cause pathologique*.

Le fémur, très raccourci, ne présente point d'altération dans sa partie inférieure ni dans sa partie moyenne, jusque et y compris le grand trochanter.

Dans toute cette partie de la diaphyse de l'os, il ne se rencontre ni solution de continuité, ni augmentation de volume. Il n'en est pas de même plus haut, où nous trouvons l'impuissance du membre, celui-ci ne pouvant être détaché complètement du plan du lit, surtout le talon. Il existe également à la racine du membre de la mobilité anormale, ainsi que de la crépitation, caractères indiquant une fracture au col anatomique du fémur ; par suite *fracture intra-articulaire* ; tels sont les signes rationnels et sensibles les plus accusés qu'il nous soit permis de constater par l'examen.

Membre inférieur droit. — Sa longueur est de soixante-quatorze centimètres, par conséquent de douze centimètres de plus que celui du côté opposé ; cette longueur est mesurée depuis l'épine iliaque antérieure et supérieure, jusqu'à la malléole externe. Le membre est placé dans la rotation en dedans, le genou et le bord inférieur du pied reposant sur le plan du lit. Des plis moins nombreux, mais plus obliques que ceux décrits pour le membre opposé, existent à la partie interne de la cuisse depuis le bord interne du genou jusqu'au pli de l'aine. On peut en compter six ou sept assez marqués, s'étendant depuis le genou ainsi que depuis la partie interne de la cuisse jusqu'à quelques centimètres de l'épine iliaque antérieure et supérieure. Ces plis remontent obliquement de bas en haut, de dedans en dehors, pour se diriger dans un sens oblique et presque vertical. Le grand trochanter est remonté et placé sur une ligne qui joindrait transversalement l'épine iliaque antérieure et supérieure à l'ischion.

Les divers mouvements de l'articulation coxo-fémorale droite peuvent-être exécutés par la malade elle-même. On peut aussi les provoquer ; mais tandis que les mouvements d'abduction et de flexion sont exagérés, par contre, les mouvements d'adduction et de rotation en dehors sont limités et même notablement diminués.

C'est en produisant ces mouvements que l'on éprouve la sensation de craquement dans l'articulation coxo-fémorale. Le fémur dans toute sa longueur ainsi qu'à ses deux extrémités, ne présente aucune solution de continuité et aucune augmentation dans son volume ; la tête du fémur peut se sentir facilement à travers la peau, du côté de la partie externe de la hanche. Elle est portée directement en arrière et en haut. Il existe donc là une *luxation ilio-ischiatique.*

Membre supérieur gauche. — Il présente des lésions à l'épaule et à l'avant-bras. Le bras mesure, depuis l'acromion jusqu'à l'épitrochlée, une longueur de trente et un centimètres. Il est par conséquent un peu allongé. Le moignon de l'épaule est manifestement aplati. La paroi antérieure du creux de l'aisselle présente plusieurs plis verticaux. Les mouvements divers de l'articulation scapulo-humérale sont produits spontanément avec une vivacité anormale, conséquence de l'ataxie dont est atteinte la malade. On peut également provoquer ces mouvements ; le mouvement d'élévation du bras est le plus limité ; les mouvements d'adduction sont diminués, la malade ne pouvant rapprocher complètement le bras du tronc ; les signes de la luxation existante ne sont pas très accusés ; toutefois, nous trouvons, en palpant le creux de l'aisselle, la tête humérale rapprochée de la partie interne et abaissée. Nous concluons de cet ensemble de signes à une *luxation sous-coracoïdienne* complète ; la crépitation est très accusée dans les mouvements. Le reste de l'humérus est sain.

L'avant-bras gauche paraît légèrement raccourci ; il présente une augmentation de volume dans son tiers supérieur. Nous trouvons là, en effet, *un cal un peu difforme occupant les deux os,* commençant au niveau du tiers supérieur du cubitus à près de six centimètres de l'olécrâne, pour se diriger en descendant de l'avant-bras du côté du radius. Ce cal décrit une courbe à convexité en avant et à concavité en arrière. Il s'étend jusqu'à près de quatre centimètres de l'apophyse styloïde du radius. Il englobe tout l'espace inter-osseux vers le tiers supérieur de l'avant-bras, surtout postérieurement. Ce cal volumineux, allongé de haut en bas, de dedans en dehors, est l'indice d'une fracture ancienne et consolidée.

Cette fracture spontanée a intéressé les deux os, le cubitus à son tiers supérieur, le radius à sa partie moyenne, c'est-à-dire qu'il y a eu là *une fracture oblique de l'avant-bras.* Le cal, tel qu'il vient d'être décrit, gêne notablement les mouvements de flexion et d'extension des doigts. Les doigts de la main gauche sont habituellement allongés, mais leur extension comme leur flexion se font complètement ; toutefois, dans l'état habituel, les doigts sont placés dans une position différente les uns par rapport aux autres, l'indicateur étant celui dont l'allongement est permanent.

Membre supérieur droit. — Sa longueur mesurée depuis l'acromion jusqu'à l'épitrochlée, est de 29 centimètres; il est par conséquent, moins long de 2 centimètres que celui du côté opposé ; il ne présente point de luxation de l'épaule. Les mouvements de l'articulation scapulo-humérale se font tous en totalité. Il y a seulement par moments quelques craquements dans les mouvements, ce qui est l'indice d'une *arthrite commençante.*

L'avant-bras présente des lésions analogues, sinon identiques, à celles décrites ci-dessus pour l'avant-bras gauche. Il existe là un cal volumineux dont nous allons faire la description. Ce cal est l'indice d'une *fracture ayant intéressé les deux os* près et au-dessous de la partie moyenne. Le cal le plus volumineux est celui du cubitus ; il est placé sur le bord interne de cet os. Ce cal a une longueur d'environ 4 centimètres et descend jusqu'à cette même longueur de la partie inférieure de cet os. L'épaisseur en est d'environ trois centimètres ; beaucoup moindre en longueur est le cal du côté externe, c'est-à-dire celui du radius, son épaisseur pouvant être considérée comme sensiblement la même que celle de son os congénère. Les mouvements des doigts, c'est-à-dire ceux produits par l'action des muscles fléchisseurs et extenseurs des doigts, se font beaucoup plus aisément que ceux exécutés par les membres du côté opposé. Cette facilité plus grande des mouvements doit être attribuée aux conditions dans lesquelles nous trouvons l'avant-bras.

En résumé, il y a eu là une *fracture complètes des deux os, qui est aujourd'hui consolidée et présente un cal volumineux.*

Je compléterai cet exposé par quelques détails relatifs surtout à divers troubles de sensibilité et du mouvement à l'état général.

Appareil de la digestion. — Là langue, tirée hors de la bouche, est animée d'un léger tremblement, prononcé surtout vers la pointe, du côté droit. L'appétit est bon ; la déglutition facile. Aucun trouble de la défécation. Le malade a éprouvé, à plusieurs reprises, des douleurs fulgurantes occupant la partie inférieure du rectum et des grandes lèvres. Ces douleurs sont, en général, moins intenses que celles qui se montrent dans les membres.

Circulation et respiration. — Pouls petit, régulier, moyennement fréquent ; cœur à l'état normal. L'auscultation et la percussion ne donnent, en ce qui concerne les poumons, que des résultats négatifs.

La fonction urinaire est normale. — Les urines ne présentent aucune altération dans leur constitution physique et chimique.

Il s'est produit chez C..., dans le courant de ces dernières années, un amaigrissement considérable. Elle mesurait autrefois 85 centimètres à la ceinture ; aujourd'hui elle ne mesure plus que 64 centimètres. C'est surtout depuis 1868 que cet amaigrissement a fait des progrès.

Les côtes sont solides et ne cèdent nullement à la pression, ainsi que cela a lieu habituellement dans l'ostéomalacie. Le bassin, non plus que les doigts, ne présentent les déformations qui se lient en général à cette affection.

Mouvements, sensibilité. — On constate que les mouvements des membres inférieurs, tout limités qu'ils soient, sont encore assez énergiques, mais ils sont manifestement incoordonnés ; de plus, la malade a perdu complètement la notion des positions imprimées à ses membres. Les mouvements provoqués, comme les mouvements spontanés, se font d'ailleurs absolument sans douleur.

Sur les membres, la malade perçoit le contact, le chatouillement, le pincement, la piqûre d'épingles. Il n'y a pas de différence appréciable sous ce rapport entre les deux membres inférieurs. Il paraît manifeste, toutefois, qu'au niveau des pieds, la sensibilité est notablement émoussée. L'exploration de la sensibilité au froid fournit les résultats suivants : si après avoir fermé les yeux de la malade, on applique sur les différents segments des membres inférieurs un vase en étain, c'est tantôt une sensation de brûlure qui est accusée, tantôt une simple sensation de contact. Ni le froid, ni le poids du vase ne sont sentis. Mais si pendant l'expérience, on laisse la malade regarder, elle parvient, après avoir fait une sorte d'effort pour saisir la sensation vraie, à reconnaître qu'elle s'est trompée tout d'abord et que l'objet qui la touche est réellement froid.

La malade ne peut plus se servir actuellement du membre supérieur gauche, même pour s'aider à manger. Elle a peu de force dans la main de ce côté et l'incoordination motrice est très prononcée dans tout le membre, que les yeux soient ouverts ou fermés lors de l'accomplissement des mouvements. C'est surtout depuis un mois que l'incoordination des mouvements s'est accusée. Les divers modes de la sensibilité sont là conservés. Cependant la malade ne distingue pas nettement la différence qu'il y a entre deux corps inégalement froids. Les mouvements du membre supérieur droit sont moins profondément affectés; l'incoordination y est moins accentuée; elle s'exagère notablement lorsque les paupières sont closes. Aujourd'hui, c'est à grand peine qu'elle peut, à l'aide de cette main, porter un verre à sa bouche.

Décembre 1876. — Les craquements de l'épaule droite s'accusent de plus en plus ; on n'observe sur cette jointure ni douleur ni gonflement.

15 décembre. — C.... a remarqué depuis quelques jours qu'elle ressentait des craquements dans l'articulation temporo-maxillaire gauche. On reconnaît que la jointure en question jouit d'une mobilité exagérée. Les mouvements spontanés ou provoqués n'y produisent d'ailleurs aucune douleur.

Cette malade est morte en 1876, de la rupture d'un *anévrysme de l'aorte.*

La *moelle épinière* présentait une sclérose des cordons postérieurs, caractéristique de l'ataxie locomotrice progressive. Les lésions sur lesquelles nous devons insister ici sont celles des *os* et des *articulations.*

Les deux *omoplates* qui ont été fracturées sont raccourcies parce que le fragment inférieur a remonté sur la face postérieure du fragment supérieur. Elles nous montrent un cal assez régulier et complet à droite, irrégulier et incomplet à gauche, en ce sens que la fracture, qui a la forme d'un angle droit à sommet interne, n'est consolidée que dans sa partie verticale ; les deux lèvres de la portion horizontale de la fracture ne sont pas soudées et sont revêtues de végétations osseuses. Les fractures siègent à la partie moyenne de la fosse sous-épineuse.

La *clavicule gauche* présente une fracture consolidée, située à l'union de son quart externe avec ses trois quarts internes.

Le *cubitus* et le *radius* du côté droit offrent des cals volumineux consécutifs à des fractures qui se sont produites à l'union du tiers inférieur avec le tiers moyen. L'un et l'autre sont raccourcis.

Sur le *cubitus gauche*, on trouve un cal très gros à la jonction du quart supérieur avec les trois quarts inférieurs. Du bord externe et postérieur de ce cal part une jetée osseuse qui se dirige obliquement en bas, en décrivant une courbe à concavité postérieure, et va s'unir au radius un peu au-dessous du tiers supérieur. Le *radius*, qui a été fracturé à sa partie moyenne, présente un cal long de cinq à six centimètres, volumineux, et qui, en bas, donne naissance à une autre jetée osseuse, laquelle vient s'unir à la face antérieure du cubitus, de telle sorte que la jetée supérieure est située en arrière des deux os, et l'inférieure, au contraire, à leur partie antérieure. Des deux côtés, les os des avant-bras sont raccourcis, principalement les radius et plus particulièrement le radius gauche.

Les *articulations coxo-fémorales* nous présentent les lésions habituelles des *arthropathies des ataxiques*. A droite et à gauche, le rebord si accusé à l'état normal des cavités cotyloïdes est en grande partie effacé ; il a même disparu dans la moitié inférieure, surtout à droite. En effet, de ce côté, la cavité cotyloïde va en se confondant avec la face externe de l'ischion. En haut, la cavité cotyloïde n'a plus qu'un centimètre de profondeur à droite et à peine un centimètre et demi à gauche.

Les lésions sont encore plus prononcées du côté des fémurs. A droite, la tête, le col et une portion notable du grand trochanter ont disparu. A gauche, la tête n'existe plus ; le cal persiste, mais rudimentaire, réduit des deux tiers de son volume ; le grand trochanter est usé et ce qui reste de l'extrémité supérieure du fémur vient aboutir à un cal irrégulier, offrant à sa partie inférieure et antérieure, une sorte de jetée triangulaire en forme de lamelle séparée de la face correspondante de l'os par un intervalle de trois ou quatre millimètres. En un mot, outre la lésion due à l'arthropathie, nous avons là une fracture. Presque tout le fragment supérieur s'est détruit par atrophie, par frottement et la partie persistante s'est soudée avec le fragment inférieur. Des lésions que nous venons de décrire, il résulte encore que, tandis que le fémur droit a 50 centimètres de longueur, le gauche n'a plus que 19 centimètres. On voit, par la description qui précède, qu'il s'agit de lésions très intéressantes et d'un genre tout à fait particulier et qu'on ne rencontre pas dans les formes ordinaires de l'arthrite sèche.

Observation II

Ataxie locomotrice progressive. Fracture consécutive de la jambe gauche. Atrophie de la papille de l'œil gauche. — Cataracte capsulaire postérieure commençante de l'œil droit. — Fracture ancienne non consolidée de la clavicule droite. — Arthropathie du pied droit (?) par *M. Forestier*, thèse, 1874. obs. IV.

T... (Hortense-Emilie)... âgée de 58 ans, née à Paris, lingère, admise à la Salpêtrière le 5 octobre 1872, est entrée le 18 décembre 1873 à l'infirmerie, salle Saint-Alexandre, n° 15 (service de M. Charcot). Père asthmatique, mort à 63 ans, mère morte jeune (de cause inconnue), après cinq ans de séjour au lit. Pas de maladies d'enfance, ni convulsions, ni scrofules. — La malade a eu ses premières règles à 19 ans ; elles ne sont apparues qu'une seule fois pour ne se montrer de nouveau que deux ans plus tard (21 ans). Le sang était du reste à chaque époque très pâle et très peu abondant. De 21 à 36 ans, T... a vu régulièrement ; à cette époque à la suite d'une frayeur, les règles s'arrêtèrent subitement pour ne plus reparaître. Jamais de grossesse ni de fausse couche ; pas de syphilis ni d'attaque de nerfs, habitation relativement saine.

Les douleurs fulgurantes se sont montrées pour la première fois à l'âge de 28 ans (1853) ; la malade les caractérise ainsi :

Tantôt je sentais dans les membres comme des aiguilles qu'on m'aurait enfoncées dans les chairs ; tantôt c'étaient des éclairs qui me passaient dans les jambes et les cuisses. » Aux moments de crise, quand « l'électricité » passait, T... était comme soulevée dans son lit ; il y avait comme une sorte de tressaillement de tout le corps : « je dansais, » dit-elle. Tant que durait l'accès, il lui fallait garder le repos au lit.

Ces tressaillements, ces sortes de mouvements automatiques, provoqués par la souffrance, lui rendaient la marche et toute occupation impossibles. Ces douleurs lui arrachaient des cris assez violents pour que les voisins en fussent incommodés ; elles revenaient à des intervalles de temps variés, quelquefois tous les quatre ou cinq mois, d'autres fois toutes les quatre ou cinq semaines. Ces douleurs étaient plus violentes la nuit que le jour et limitées aux membres inférieurs. Une fois apaisées, la malade reprenait son travail. A la cessation des règles les crises se montrèrent plus fortes et plus rapprochées. — En 1857, T... eut une fluxion de poitrine qui la retint au lit trois mois. A la convalescence, ses jambes enflèrent ; l'enflure ne dépassa jamais les genoux, et aurait été plus prononcée à la jambe droite. Du reste pas de douleur. Le repos, des cataplasmes triomphèrent de ce gonflement, après deux mois de temps.

En 1859 environ, T... en voulant soulever un matelas, sentit un craquement à l'épaule droite, suivi d'une douleur vive ; elle venait de se *fracturer la clavicule*. — La malade resta six mois à l'hôpital Cochin ; un appareil fut placé, mais la consolidation ne se fit point. Il sera question plus tard de cette fracture.

A la sortie de l'hôpital, le travail de couture fut repris, et malgré la fracture, il était possible.

Cet état de bonne santé relative se maintint jusqu'en 1870. A cette époque, les souffrances du siège viennent compliquer la situation. T..., par suite de privations de toutes sortes, maigrit beaucoup ; les crises de douleurs se montrent plus violentes et les accès se rapprochent. — La vue commence à devenir faible, diarrhée dysentériforme vers la fin du siège, anémie profonde. — Pas d'incoordination dans la marche. Les doigts sentaient très bien les objets ténus (aiguilles, épingles) et la couture était encore possible.

Au mois de mai 1871, un matin, en descendant de son lit, T... tombe subitement sur le plancher de la chambre, on la relève, elle était paralysée de tout son côté droit et avait perdu l'usage de la parole. « Je voyais les personnes, je les reconnaissais, dit-elle, j'entendais ce qu'elles disaient, mais je ne pouvais rien dire, rien répondre. » (La malade donne des explications très incomplètes sur cet accident, sa mémoire la sert mal). Le cou de pied droit devint un peu enflé à la suite de cet accident, la face n'était pas déviée.

La parole revint au bout de cinq jours, et la jambe et le bras droits, après trois mois de séjeur au lit, se rétablirent à peu près, le bras mieux que la jambe. A partir de ce moment, le travail devint absolument impossible. Le bras droit était faible, et les doigts ne sentaient plus assez l'aiguille. La marche n'était possible qu'avec un appui ; le membre inférieur droit était faible, la jambe traînait ; il y avait un petit mouvement de faulx et une légère projection en dehors.

Avril 1873. — T... entre dans le service de M. Luys, à l'infirmerie, pour une douleur vive au côté gauche, douleur que des vésicatoires et des ventouses parvinrent à dissiper. Elle resta là huit mois dans la salle, gardant le lit nuit et jour. S'étant levée un jour, sur le conseil de M. Luys, son pied droit enfla, une ecchymose se fit autour de l'articulation tibio-tarsienne, à la partie inférieure de la jambe et à la face dorsale du pied, et cela sans douleur, sans cause appréciable. Étaient-ce là des phénomènes arthropathiques, nous ne saurions le dire, n'ayant rien vu. Cette ecchymose s'effaça en partie au bout de quelque temps.

12 décembre 1873. — T... rentrait dans son dortoir. A ce moment, le cou de pied était encore légèrement tuméfié et noir. Le lendemain (13 déc.), en descendant de son lit, le malade sent sa jambe craquer, au moment où elle touche le parquet, en même temps son pied se dévie. On la soutient, on la remonte dans son lit. M. Eschaquet, interne, est appelé et constate une *fracture de la jambe droite.*

Le 18 décembre 1873, elle rentre à l'infirmerie, service de M. Charcot.

Le 19. — La jambe droite, depuis le genou jusqu'aux orteils, est ecchymosée, noire, plus noire qu'avant l'accident. Le cou-de-pied, la face dorsale sont tuméfiés, les malléoles sont effacées, le pied est tourné en dedans. Si on saisit celui-ci d'une main, pendant qu'avec l'autre on fixe la jambe, et qu'on imprime des mouvements, les surfaces articulaires jouent dans tous les sens et on perçoit des craquements manifestes. Les deux attelles malléolaires sont rompues. Les ligaments sont très relâchés, déchirés peut-être. Les mouvements communiqués ne sont pas *très douloureux*. Le membre est enveloppé de coton et mis dans une gouttière.

Le 20. — *Appareil digestif*. Depuis six mois environ, digestions pénibles, longues. Par instants, douleurs à l'épigastre. Crampes d'estomac, rapports acides. Appétit très faible, très forte constipation habituellement. Pas de coliques ni de douleurs ano-périnéales. La déglutition se fait aisément. La langue n'est pas atrophiée, *la parole n'est pas libre* comme autrefois ; il y a une sorte d'hésitation dans l'articulation des mots et de certains mots en particulier.

Fonctions urinaires. Miction normale, urines bien gardées, sans sucre, ni albumine. La quantité sécrétée dans les vingt-quatre heures est faible (5 à 600 gr.).

Circulation. La pointe du cœur est un peu abaissée ; les bruits sont secs, un peu rudes, sans souffle morbide. La malade éprouve des palpitations à la moindre fatigue.

Le pouls n'est pas dicrote. Les artères ne sont ni rigides ni flexueuses sous le doigt.

La respiration n'offre rien à noter, rien à la percussion, ni à l'auscultation ; la malade ne tousse pas. Il n'y a jamais eu ni excoriation de la peau, ni eschares. Les os sont durs, résistants, sans nodosité, ni déformations rachitiques. Les côtes ne cèdent pas comme dans l'ostéomalacie. La malade est du reste très-maigre, émaciée.

Membre supérieur droit. — Il est mince, effilé, les muscles en contraction donnent à peine un léger relief. Ni douleurs ni craquements dans les articulations, les mouvements sont libres ; cependant le mouvement pour lever le bras est limité, de même les mouvements de circumduction, ce qui est dû à la non-consolidation d'une fracture ancienne de la clavicule de ce côté. Cette fracture est à 3 centimètres en dedans de l'articulation scapulo-humérale. Le fragment interne fait relief sous la peau, il s'abaisse plus profondément sous la pression du doigt. Il ne paraît pas y avoir de consolidation. Le fragment externe a chevauché sous l'autre, on le sent avec peine ; on dirait qu'à ce niveau il y a une masse molle, sorte de cal, qui irait de l'extrémité du fragment externe à la face inférieure de la longue portion. La longueur de cet os est plus petite d'au moins 2 centimètres sur celui du gauche. La pression est encore douloureuse au niveau de la fracture. Il n'y a pas d'incoordination manifeste ; si cependant on dit à la malade de se toucher avec l'index le bout du nez, il y a des oscillations, et de plus la partie n'est jamais atteinte exactement. Les sensibilités au contact, à la piqûre, au pincement, au froid, sont conservées. Toutefois, les objets ténus (aiguilles, épingles) sont mal sentis dans les doigts ; sens musculaire, notion de position intacts.

Membre supérieur gauche. — Il est émacié ; les deux os de l'avant-bras, ainsi qu'à droite, sont comme deux bâtonnets, sans chairs, recouverts d'une peau mate. Pas de mouvements fibrillaires. Incoordination comme au membre droit. Mouvements libres ; pas de craquements intra-articulaires, sensibilité conservée. Les objets ténus sont mieux sentis entre les doigts.

Membre inférieur droit. — Il est faible ; dans la marche, avant la production de la fracture, le pied était projeté en dehors. Pas de craquements ni au genou, ni à la hanche. Le chatouillement de la plante du pied est perçu ; le contact, la piqûre, le pincement, le froid sont sentis dans tout le membre, même aux points ecchymosés. Notion de position conservée.

Membre inférieur gauche. — Les résultats de l'examen sont ici comme à droite. Il n'y a pas d'incoordination marquée cependant, le membre soulevé au-dessus du plan du lit, oscille horizontalement et d'une manière plus accentuée, quand on ferme les yeux à la malade.

Articulations libres, sans craquements, divers modes de sensibilité normaux.

Sens. — L'*ouïe* n'est pas très-bonne ; le tictac d'une montre est à peine entendu à gauche ; il n'est pas entendu à droite.

Le goût est intact, ainsi que *l'odorat.*

Vue. — Pas de paralysie des muscles. Habituellement la pupille gauche est plus petite que la droite. Les deux pupilles sont du reste contractiles. L'instillation d'une solution d'atropine les dilate aisément.

A l'éclairage latéral, on découvre à droite une cataracte commençante, capsulaire, postérieure, qui empêche l'examen net du fond de l'œil. A gauche les milieux sont transparents ; à l'ophthalmoscope, on constate une atrophie assez accusée de la papille. Celle-ci est blanche, nacrée ; les vaisseaux sont filiformes. L'acuité visuelle est diminuée, mais pas très notablement. Pas d'achromatopsie.

La malade n'est pas très intelligente, et sa mémoire est affaiblie. Le pouls a été compté régulièrement du 20 décembre au 8 janvier ; il a donné les chiffres suivants : 88, 88, 84, 92, 84. 80, 84, 92, 92, 96, 92, 88, 88, 84, 92, 88, 84, 88, 92.

Le 10. — J'ai mis la jambe dans un appareil silicaté, il y avait un travail de consolidation ; l'ecchymose des parties était très diminuée. Pas de douleur. Appétit habituel.

Observation III

Ataxie. — Fracture spontanée de cuisse (Leçon de M. le professeur Richet. *France médicale*, 1874).

Il s'agit d'un malade, âgé de 38 ans, grainier, entré le 15 février dans les salles de M. le professeur Richet, à l'Hôtel-Dieu.

Cet homme, en voulant enlever sa bottine droite, qui était humide, avait posé sa jambe droite sur sa cuisse gauche, et dans le mouvement qu'il avait fait pour détacher sa chaussure, avait entendu un craquement, il s'était aperçu aussitôt qu'il s'était *fracturé la cuisse.*

En interrogeant les antécédents de cet homme, il fut facile de constater tous les symptômes de l'ataxie locomotrice. Depuis quatre ans, douleurs fulgurantes, en ceinture, et dans les membres inférieurs. Ces douleurs se sont accentuées surtout depuis deux ans. Depuis un an, démarche incertaine, faux pas, anesthésie au moment de l'examen depuis la pointe des pieds jusqu'au milieu de la cuisse. Depuis un an aussi, impuissance absolue, incontinence d'urine et quelquefois des matières fécales.

Ajoutons que depuis dix ans, cet homme était dyspeptique et sujet à des vomissements bilieux presque journaliers.

La fracture siégeait à droite vers le milieu de la cuisse, elle était complète, sans plaie aux téguments. La douleur était faible. La cuisse était globuleuse, et il existait un épanchement dans le genou. On appliqua au malade un appareil de Scultet, sans extension ni contre-extension. Cependant le malade était à peine depuis huit jours dans les salles, qu'il commença à s'écorcher au sacrum, et il ne tarda pas à présenter en ce point une vaste eschare. D'un autre côté, il s'affaiblissait à vue d'œil, vomissait tous ses aliments, enfin une bronchite généralisée se déclara, et le malade mourut le 16 mars. Voici les résultats de l'examen cadavérique.

Les lésions du poumon sont celles de la congestion pulmonaire et de la bronchite.

La moelle présente une sclérose très-évidente des cordons postérieurs, les cellules de la partie moyenne surtout sont très altérées, le tissu médullaire ambiant offre des points de désintégration.

L'incision de la cuisse donne lieu à l'écoulement d'une quantité de pus considérable, épanché autour du foyer de fracture. Ce pus, qu'on peut évaluer à plus d'un litre a une couleur café au lait, il est diffus à travers les muscles de la cuisse qui sont ramollis. — Les fragments de l'os fracturé sont pointus, disposés en spirale et très-obliques. Des productions osseuses nouvelles se sont développées autour de l'os et dans le canal médullaire ; il existe de plus une esquille unie au fragment inférieur, et complètement consolidée. — Les extrémités fragmentaires sont creusées profondément de sillons qui indiquent une ostéite intense, et l'examen histologique confirme ces conclusions : (canalicules de Havers immenses, ostéoplastes agrandis, ayant perdu pour la plupart leurs canalicules, granulations graisseuses dans les canaux de Havers).

Peut-être cette ostéite est-elle plus intense qu'elle ne l'est d'ordinaire dans les fractures à cette période. — Le fémur du côté opposé ne présente pas de lésions appréciables à l'œil nu ; au microscope, on trouve les canalicules de Havers légèrement agrandis, et contenant un peu de graisse.

Observation IV.

Ataxie locomotrice progressive, atrophie musculaire ; contractures permanentes avec flexion des membres. Fractures spontanées multiples ; consolidation de ces fractures (par M. Voisin. Société anatomique 1874, p. 814).

Calais Françoise, âgée de 58 ans, couturière, entra le 17 octobre 1874 (service de M. Woillez) à la Charité. Ses parents moururent âgés, sa mère, à 75 ans, succomba à une hémorrhagie cérébrale. Son père, après avoir été 3 ans en enfance, mourut à 78 ans. Sa sœur mourut d'un anévrysme (?) Son frère a toujours joui d'une bonne santé.

Quoique ayant éprouvé beaucoup de privations, cette femme ne fut jamais malade. Réglée à 19 ans avec beaucoup de douleurs, elle eut 14 enfants dont le dernier a 17 ans. A l'âge de 11 ans, elle eut, à plusieurs reprises, des attaques épileptiformes pendant lesquelles elle perdait complètement connaissance, mais depuis cette époque elle ne présenta pas d'accidents semblables, et nous ne pouvons, dans ses antécédents, trouver de manifestations hystériques. Aucune attaque de rhumatisme. Aucune manifestation scrofuleuse ou syphilitique.

En 1866, cette femme, qui s'était toujours bien portée jusqu'alors, fut prise de douleurs gastralgiques qui persistèrent jusqu'à il y a 18 mois. Ces douleurs, que la malade comparait à une sensation de brûlure ou de déchirure, s'accompagnaient de vomissements glaireux et alimentaires, mais jamais de vomissements sanguins.

Elles revenaient à peu près tous les quinze jours et persistaient pendant vingt-quatre, trente-six heures. A cette sensation de brûlure et de déchirure, s'ajouta bientôt une sensation de constriction qui occupait toute la circonférence de la taille, sensation qui, il y a 3 ans, prima toutes les autres et s'accompagna à son tour de douleurs térébrantes très vives dans tous les membres et surtout dans les membres inférieurs. Presque en même temps, de la faiblesse se manifesta dans ces membres inférieurs sans que la malade présentât auparavant de l'ataxie dans ses mouvements. Elle traînait les pieds, les glissait sur le sol et croyait marcher sur du coton. A la même époque, cette femme qui était d'un fort embonpoint, s'aperçut qu'elle maigrissait et cet amaigrissement se faisait sentir surtout aux membres inférieurs.

Enfin, il y a dix-huit mois, la faiblesse et les douleurs vinrent à un tel degré que la malade fut forcée de garder le lit. Les membres inférieurs se mirent dans la flexion, et depuis six mois cette malade est dans l'impossibilité d'étendre la jambe sur la cuisse, et celle-ci sur le bassin. — Les articulations ne furent jamais gonflées, quoique très douloureuses. — Les membres supérieurs ne présentèrent jamais le même degré de faiblesse que celui des membres abdominaux. Les douleurs aussi ne furent jamais aussi vives et la flexion permanente ne se manifesta pas de ce côté. Il y a quatre mois seulement la malade s'aperçut qu'elle était très maladroite à saisir un objet, qu'elle avait un peu d'incoordination du mouvement dans le bras. — A cette époque, elle vit se produire une *fracture spontanée de la clavicule droite* et ressentit pour la première fois du ténesme vésical et rectal, s'accompagnant d'incontinence des matières fécales et urinaires. Auparavant, la constipation était opiniâtre et il n'existait aucun trouble de l'émission des urines.

17 novembre. — Cette femme paraît plus âgée qu'elle ne l'est en

réalité, et présente un teint jaunâtre. Elle est dans le décubitus latéral droit, les jambes fléchies sur les cuisses, les cuisses sur le bass n, et le tronc incurvé en avant. La tête aussi est penchée en avant, mais la malade peut la remuer plus facilement que ses membres inférieurs. — Ceux-ci sont dans une immobilité complète, la malade ne peut exécuter aucun mouvement, et quand on veut étendre ses jambes, on sent une très grande résistance, les muscles font saillie sous la peau et on les voit animés de mouvements fibrillaires. En outre, on provoque par cet examen de très vives douleurs, on arrache des cris à la malade. Le moindre attouchement lui est très pénible ; le poids de ses couvertures même lui arrache quelquefois des plaintes ; il en est de même des soubresauts qu'on peut provoquer au lit.

En outre de ces douleurs provoquées par la pression au niveau des os, des articulations ou des muscles, la malade éprouve des douleurs spontanées et très vives qu'elle compare à des coups de couteau. Ces douleurs siégent tantôt au niveau des mollets, tantôt au niveau des cuisses, enfin quelquefois aux articulations des genoux. Jamais de douleurs fulgurantes.

Du côté des membres supérieurs, les douleurs térébrantes sont moins vives, moins fréquentes, et la pression ne les réveille pas toujours. Douleurs en ceinture au niveau du thorax ; il semble à la malade qu'elle est serrée comme dans un étau. Si nous recherchons la sensibilité sous toutes ses formes, nous trouvons qu'elle est intacte, mais parfois notre examen a provoqué des douleurs térébrantes et des mouvements fibrillaires des muscles. Parfois, la malade a aussi une sensation de chaleur pénible pour laquelle elle demande à être découverte, mais cette sensation ne s'accompagne jamais de modifications appréciables dans la coloration des téguments et elle n'est jamais suivie de sueurs. Dans d'autres moments, la malade éprouve une sensation de froid très douloureuse. La température pendant ces moments n'a pas varié. Le thermomètre est toujours resté à 37°,2.

Atrophie considérable des muscles de la jambe gauche. Nous ne pouvons examiner ceux de la jambe droite, ce membre étant dans un appareil plâtré pour une *fracture spontanée des deux os de la jambe au tiers supérieur*. Cette fracture eut lieu le 27 octobre dernier, sans qu'on puisse invoquer aucune cause traumatique. Les muscles spécialement atrophiés sont ceux de la partie externe et antérieure. Les muscles des cuisses paraissent dans un état normal.

Aux membres supérieurs, le deltoïde, le biceps ont presque complètement disparu. Les muscles de la face externe de l'avant-bras sont tous atrophiés en masse. Ceux des éminences thénar et hypothénar ont presque entièrement disparu à droite ; de ce côté, la main a une déformation caractéristique.

Les articulations ne sont pas gonflées et on ne perçoit pas de craquements dans les mouvements qu'on y provoque. — On constate très-bien ces symptômes aux membres supérieurs où les mouvements sont libres : mais aux membres inférieurs, comme je l'ai dit plus haut, aucun mouvement n'est possible. Quand on donne à la malade un objet à tenir dans sa main, celle-ci est animée de mouvements oscillatoires ; si on lui dit de porter sa main à son front, à son nez, elle y parvient, un peu en tâtonnant il est vrai, mais elle touche le point indiqué. Si on lui fait fermer les yeux, et si en même temps on lui fait exécuter ces mêmes mouvements, l'incoordination est bien plus manifeste quoique peu prononcée. Ainsi, quand on lui dit de toucher le bout de son nez, elle touche la lèvre supérieure, la bouche et la joue, et ce n'est qu'après plusieurs tentatives infructueuses qu'elle arrive au point indiqué.

Sur les points saillants où repose le corps nous trouvons des escharres ; c'est ainsi qu'il y en a au niveau des grands trochanters, aux genoux et aux coudes. Il existe aussi de taches de purpura à la face dorsale de la main droite et du poignet du même côté. Sur la jambe gauche, il y a trois taches de la même nature. — La clavicule droite, à son tiers externe, présente un gonflement inégal, non douloureux, qui est le cal de la *fracture spontanée* qui eut lieu il y a quatre mois. La consolidation paraît être bien établie.

L'appétit est prononcé ; la langue est peu sèche ; elle n'est ni atrophiée, ni animée de mouvements fibrillaires. La parole est très-nette, très-précise.

Pas de tremblement des lèvres.

Cette malade a vomi, depuis cinq jours, à deux reprises différentes, des matières noirâtres ; elle n'avait pas vomi depuis son entrée à l'hôpital ; faibles douleurs gastralgiques. Incontinence des matières fécales et urinaires, ténesme vésical et rectal très douloureux, arrachant des cris et s'accompagnant toujours du rejet de gaz ou de matières fécales ou urinaires. La malade compare la sensation qu'elle éprouve au rectum ou à la vessie, à un courant électrique qui partirait du périnée et se perdrait dans le thorax.

Le foie, à la percussion, est volumineux. Il dépasse les fausses côtes et on le sent à la palpation. La rate ne présente rien d'anormal. Pas d'ascite. Rien du côté de l'utérus ni de poumons. Les battements du cœur sont un peu parcheminés. Les artères sont dures au toucher. P. 76. L'intelligence est intacte. Rien du côté des organes des sens. La vue est très nette ; jamais de strabisme. Les urines, examinées au point de vue de l'albumine et du sucre, ne présentent rien de particulier. Traitement : Injections hypodermiques de chlorhydrate de morphine.

22 novembre. — La malade depuis hier tousse un peu, a de la fièvre. P. 96 ; T. 39° ; R. 30. La langue est très sèche. Pas de douleurs de côté, pas de crachats. M. Damaschino, qui remplace alors M. Woillez, diagnostique une pneumonie, mais il ne peut ausculter cette malade, celle-ci étant toujours dans le décubitus latéral et les mouvements communiqués étant trop douloureux, Potion de Todd.

23 novembre. — T. 39°,5 ; P. 100 ; R. 23. Toux insignifiante. Pas de crachats. La langue toujours très sèche. Les douleurs térébrantes et le ténesme ont le même caractère. L'intelligence est toujours très nette.

25 novembre. — Mort ce matin à cinq heures.

Autopsie faite vingt-huit heures après la mort. L'attitude du cadavre est la même que pendant la vie. On ne peut étendre les membres qu'en développant une très grande force et on parvient de cette façon à faire plusieurs fractures.

Moelle. — A l'incision des muscles dorsaux, on est frappé de leur aspect jaunâtre et graisseux. L'incision des vertèbres se fait avec beaucoup de facilité. Les os sont un peu mous et friables en même temps. Les méninges sont normales. Pas d'épaississement ni d'adhérences. Un peu de liquide transparent sous-arachnoïdien. La moelle, vue dans son ensemble, nous présente au niveau de la région lombaire une atrophie très-marquée. Il n'y a pas de renflement. La moelle, à cet endroit, n'est pas plus grosse qu'au niveau de la région dorsale. Au niveau de la région cervicale, le renflement existe. La substance nerveuse ne paraît pas ramollie. A la coupe, au niveau de la région lombaire, M. Damaschino constate à l'œil nu, et fait voir aux élèves du service, entre la corne postérieure et le sillon médian, un ruban gris blanchâtre qui devient bientôt plus foncé à l'air. Ce ruban est d'autant plus net qu'on se rapproche davantage de la queue de cheval. Au renflement cervical, on constate à peu près la même chose, mais le ruban est moins net, moins circonscrit et paraît se rapprocher davantage du sillon médian.

M. Cornil a bien voulu examiner immédiatement au microscope la moelle et nous donner les renseignements suivants :

« On trouve une grande quantité de corps amyloïdes ; beaucoup de « noyaux et de cellules rondes dans les parties transparentes. La « substance grise des cornes antérieures, examinée à l'état frais, mon- « tre des cellules nerveuses dites motrices, anormales. »

Cerveau. — La boîte osseuse est très-flexible et très-poreuse ; on la casse très-facilement à coups de marteau. Les méninges ne présentent rien de particulier. La face convexe du cerveau est un peu œdématiée et infiltrée, mais la substance cérébrale est ferme. Un peu de liquide dans les ventricules, mais leurs parois ne sont nullement ramollies.

Rien de particulier du côté du bulbe, de la protubérance, des nerfs optiques.

Poumons. Pneumonie au premier et au deuxième degré du lobe inférieur droit. Le lobe inférieur gauche est fortement hyperémié. Rien dans le reste des deux poumons, si ce n'est un peu d'emphysème.

Cœur. — Le péricarde contient à peu près 100 grammes de liquide citrin. L'organe central de la circulation est mou, flasque et surchargé de graisse. Les valvules sont athéromateuses.

Foie. — Le foie est très gros et a subi complètement une transformation graisseuse. Il mesure dix-huit centimètres en hauteur et trente centimètres en largeur. La *rate* ne présente rien de particulier.

Reins. — La décortication ne se fait pas bien. Dans quelques points il y a des adhérences avec la substance corticale. Celle-ci a un aspect jaunâtre et graisseux.

Voici le résultat de l'*examen histologique des muscles* fait à l'état frais par M. Cornil.

« L'examen du fragment musculaire de la jambe a montré que certains faisceaux qui paraissaient à l'œil nu tout-à-fait atrophiés, jaunâtres, étaient réduits presque uniquement à leur sarcolemme. La substance striée contenue dans l'intérieur du sarcolemme était réduite à de très faibles dimensions ou bien avait disparu ; et alors il y avait beaucoup de noyaux et de petites cellules à l'intérieur de la gaîne des faisceaux ainsi altérés. Certains fragments moins visiblement atrophiés et jaunes montraient des faisceaux musculaires striés dans lesquels les noyaux et cellules du sarcolemme étaient plus nombreux qu'à l'état normal, et dans ces mêmes faisceaux il y avait des fibres complètement atrophiées à l'égal des précédents. Là où l'atrophie était plus prononcée, le tissu cellulo-adipeux avait pris la place des muscles, et c'est le tissu cellulo-adipeux interposé entre ces faisceaux atrophiés qui leur donnait leur couleur jaune. »

L'examen des os nous montre que la fracture siégeait au tiers supérieur de la jambe, que les deux os étaient à une égale hauteur et que les fragments étaient bien en rapport les uns avec les autres. Il y avait enchevêtrement des fragments et commencement de cal autour de chaque os. La fracture de la clavicule qui remontait à 4 mois était complètement consolidée. Le tissu, au niveau de cette fracture, était dense et bien plus compacte que dans le reste de l'os.

Les autres os, tels que les côtes, les tibias et les fémurs, que nous examinâmes, étaient flexibles. Quand on les pressait entre les doigts, on les sentait fléchir et on faisait sortir un peu de suc à leurs extrémités.

Leur volume aussi était diminué, et quoique la circonférence de chaque os ne fût pas prise avec un centimètre, on peut affirmer qu'elle n'était pas normale. Les cartilages articulaires de ces mêmes os n'étaient pas altérés à première vue. Leur surface était parfaitement lisse. L'observation sera complétée plus tard par l'examen histologique de la moelle épinière et des os.

Observation V

Ataxie. Fracture de la cuisse droite et de la jambe gauche. Arthropathie du genou gauche (par M. Feuvrier, thèse, 1877).

Le nommé D. Louis, cordonnier, âgé de 31 ans, entre à la salle Sainte-Vierge, service de M. Gosselin, le 20 juin 1876, lit 42.

Ce malade, d'un tempérament robuste, fait remonter sa maladie à l'époque du siège en 1870. Il coucha longtemps sur la neige, par des temps très froids et très humides. C'est à partir de cette époque qu'il commence à éprouver des *douleurs fulgurantes* dans les deux jambes, du genou au cou-de-pied. Elles passaient comme des éclairs, disait-il.

Elles venaient à des intervalles irréguliers, s'espaçant de quinze jours, trois semaines, quelquefois deux mois. Peu à peu ces douleurs remontèrent jusqu'à la racine du membre inférieur. A cette époque aucun mouvement d'incoordination n'existait. Il eut des sinapismes sur les membres, ce qui ne lui enlève nullement les douleurs. Il vit ainsi pendant cinq ans sans éprouver de nouveaux troubles. L'année dernière les douleurs se montrent dans la main gauche seule. Celle-ci devient en même temps le siège de rougeur violacée, pendant que le malade éprouve une sensation de froid. La peau de cette main est plus lisse que la peau de la main droite.

Il y a onze mois environ, le malade venait de faire un voyage, il s'assied pour enlever ses bottines et dans l'effort qu'il fit pour les retirer, il se *fractura la cuisse droite* un peu au-dessus de la partie moyenne.

Il entre dans le service de M. le professeur Trélat, où on lui met un appareil qu'il garde soixante-deux jours, passé dans un service de médecine pendant trois semaines et le 24 novembre est envoyé en convalescence à Vincennes.

Là, en voulant se mettre tout seul dans un bain, il entend un craquement et *se fracture la jambe* au tiers supérieur. Il est pris de frisson dans le bain et le soir toute la jambe est gonflée jusqu'au tiers supérieur de la cuisse. — On ne met pas d'appareil tout de suite. — Cataplasmes pendant trois semaines. — Au bout de ce temps, on constate une hydarthrose considérable du genou. — Cinq vésicatoires sont successivement appliqués, l'épanchement diminue. — Mais on constate de la mobilité latérale ; les ligaments sont relâchés. — On dirait une jambe de polichinelle. — On applique un appareil silicaté.

Le malade rentre à la Charité. On remarque un certain degré d'incoordination des membres. Au lit les mouvements sont brusques, et n'atteignent le but indiqué qu'après plusieurs soubresauts. — La sensibilité est à peu près normale. Quand le malade marche, il frappe légèrement le sol du pied, il a conservé nettement la sensation de position, et sait très bien s'il marche sur un pavé, sur du bois ou sur des tapis. — La cuisse droite est plus volumineuse que la gauche mais plus courte, car on y sent un cal très volumineux assez régulier. — Le genou gauche est déformé et présente un peu d'épanchement. — La jambe est déjetée en dehors. — On sent au tiers supérieur des inégalités osseuses que l'on prendrait au premier aspect pour des ostéophytes, mais qui ne sont que le résultat d'un cal formé dans de mauvaises conditions. — Par les mouvements on perçoit dans l'articulation de gros craquements et on peut aussi constater de la mobilité latérale.

M. le professeur Gosselin fait mettre un appareil silicaté avec une attelle postérieure. — Les articulations de la hanche et du bassin sont aussi très lâches car le malade peut mettre son pied derrière la tête sans aucune difficulté.

Observation VI

Ataxie locomotrice progressive. Arthropathies et fractures spontanées consécutives. Factures des deux os de la jambe et de l'humérus du côté gauche, *par M. Oulmont* (*Progrès médical* 1877).

Alex... (M. Jeanne), 75 ans. Salle Saint-Alexandre, à la Salpêtrière.

Antécédents. Pas de maladie spéciale dans sa famille; tous ses parents sont morts dans un âge avancé, son père en particulier à 91 ans, et sa mère à 85.

Réglée à 13 ans. Les règles ont été régulières jusqu'à 51 ans, moment de la ménopause. Un seul enfant, une fille qui vit encore et s'est toujours bien portée. Aucune maladie jusqu'au début de l'affection actuelle, ni goutte, ni syphilis, ni rhumatisme. La malade, très vigoureuse, faisait un métier très dur, constamment debout, exposée au feu et sortant fréquemment d'un four à briques pour se rafraîchir à l'air froid.

Le début de l'affection remonte à 1847 ; elle commence par les douleurs, qui ont pour siège les membres inférieurs et revêtent successivement divers caractères : ce sont d'abord des fourmillements qui partent de la plante des pieds et s'étendent progressivement aux jambes; puis une constriction douloureuse comme par une tenaille au niveau des chevilles et des genoux. Bientôt succèdent des douleurs aiguës, *que la malade compare à celle d'un rasoir et qui parcourent avec la rapidité de l'éclair* les membres inférieurs, en remontant des pieds vers la racine du membre; elles sont bien plus prononcées à gauche ; cette forme de douleurs persiste encore aujourd'hui.

En même temps apparaît une douleur très vive, térébrante, au niveau de la région dorsale du rachis, pour laquelle on place plusieurs vésicatoires; cette douleur disparaît au bout de quelques mois.

Dès le début, les douleurs sont tellement aiguës que, renonçant à son travail, la malade est obligée de garder le lit. Elle essaie en vain de fumigations aromatiques, friction, électricité. — Les crises douloureuses persistent avec cette violence pendant deux ans ; après quoi leur diminution permit à la malade de se lever et de vaquer à son ménage. L'embonpoint revient et ne fait que s'accroître depuis. Pas d'incoordination, ni de faiblesse des jambes; dans l'intervalle des crises, la malade marche sans peine et sans fatigue. — Pas de symptômes du côté des yeux ni de la face.

Vers la fin de 1848, apparaissent des douleurs dans les membres supérieurs, principalement dans ceux du côté droit ; ce sont des éclairs douloureux qui partent constamment du petit doigt et vont jusqu'au coude. — Elles sont moins intenses qu'aux membres inférieurs. — Ni faiblesse, ni incoordination. Elles diminuent depuis un ou deux ans.

En 1852, le poignet du côté droit devient le siége d'une tuméfaction assez dure, indolente, qui atteint rapidement le volume d'un œuf de poule et persiste sans gêner les fonctions de la main ; ce gonflement diminue plus tard pour atteindre la dimension qu'il conserve encore aujourd'hui.

Vers 1871, commencent à se montrer des troubles de la marche : grande fatigue ; faiblesse des jambes, surtout à gauche ; la malade marche à l'aide de béquilles, en traînant les pieds. Au moment des crises de douleurs, elle ne peut plus marcher du tout. Enfin, depuis 1872, les jambes sont tellement faibles que la malade est contrainte de garder constamment le lit : à ce moment se produit une tuméfaction considérable de la hanche gauche, avec de gros craquements articulaires, et raccourcissement du membre, impossibilité complète de la soulever.

État actuel. — La malade est dans le décubitus dorsal, inclinée sur le côté droit; elle ne peut, sans grandes souffrances, se pencher du côté gauche. Embonpoint marqué; peau flasque et pâle. Rien du côté du cœur ni de l'appareil respiratoire. L'appétit est médiocre, la constipation prononcée. Besoin d'uriner très-fréquent et irrésistible; l'urine, un peu chargée de mucus, ne contient ni sucre ni albumine; la dysurie s'est manifestement amendée dans ces derniers temps.

Face. — Rien à la face; pas de strabisme, pas de troubles de la vision. Les pupilles sont normales; la sensibilité générale et spéciale est intacte.

Membres supérieurs. — Les douleurs persistent avec les caractères précédemment décrits. Pas d'affaiblissement ; la malade use de ses deux bras, serre également de chaque main. Pas d'ataxie des mouvements, même quand les yeux sont fermés. Pas d'anesthésie. Au poignet droit, au-dessous de l'extrémité inférieure du radius, existe une tuméfaction mollasse, arrondie, adhérant intimement au carpe, indolente, et dont le volume est celui d'une petite mandarine. Pas de crépitation, pas de gêne dans les mouvements du poignet.

Membres inférieurs. — Impossibilité absolue de déplacer le membre gauche, même dans le sens horizontal, les mouvements qu'on lui imprime provoquent de vives douleurs, et l'on entend alors de gros craquements osseux qui siègent dans l'articulation. Il existe dans la région de la hanche une tuméfaction vague qui fait paraître celle-ci moitié plus volumineuse que celle du côté droit. — La mensuration du membre inférieur gauche constate un raccourcissement réel de trois à quatre centimètres. — Le pied n'est pas dévié en dehors.

Au membre inférieur droit, pas d'incoordination des mouvements, même après l'occlusion des yeux. — Faiblesse marquée, mais qui permet encore à la malade de déplacer le membre, ou même de le soulever dans son lit. Sensibilité partout conservée, sauf à la face plantaire des deux pieds, où le simple contact du doigt et le chatouillement ne sont pas perçus.

Tel était l'état de la malade, lorsqu'en mai dernier, les crises de douleurs prennent une violence inaccoutumée dans la jambe gauche, elles partent des orteils pour remonter jusqu'au genou, et persistent ainsi, sans interruption, pendant huit jours. — Le 29, on la transporte dans le lit voisin pour faire son lit, l'opération se fait sans difficulté, sans choc, ni traumatisme dont se souviennent la malade ou les filles de service. Le jour même, nous constatons sur la partie antérieure de la jambe gauche vers son tiers inférieur, une tuméfaction diffuse, douloureuse spontanément et au toucher, avec rougeur livide de la peau, entourée d'un empâtement œdémateux, qui occupe presque toute la face antérieure de la jambe. La tuméfaction adhère profondément au périoste, et fait corps avec lui.

Le 31 mai. — Sans que la malade ait quitté son lit, ou bien fait le moindre mouvement, nous trouvons une déformation très accusée de la jambe. Elle présente un coude brusque, dont le sommet regarde en dedans, vers la jonction de son tiers inférieur avec les deux tiers supérieurs. Le raccourcissement considérable égale environ sept centimètres. Les deux os sont brisés au niveau de leur tiers inférieur, la mobilité des fragments inférieurs sur les supérieurs est complète et laisse entendre la crépitation caractéristique. La malade ne s'est aperçue de rien.

Les douleurs ont perdu leur acuité exceptionnelle. La tuméfaction a diminué ; l'œdème qui occupait toute la partie de la jambe a disparu ; la rougeur s'est effacée en partie.

Le 13 juin, dans la soirée, la malade veut attirer à elle la corne de son oreiller ; elle étend la main gauche derrière sa tête, en fléchissant le bras, sans déplacer son corps. Immédiatement, elle ressent un choc dans le bras, accompagné d'un bruit de craquement, et son bras retombe sans force. Nous trouvons, en effet, une fracture complète de l'humérus, au niveau de son tiers inférieur. Il y a mobilité considérable des fragments ; crépitation, raccourcissement de trois centimètres. Ici comme à la jambe, la fracture a été précédée pendant quelques jours d'une exacerbation notable des douleurs dans le bras gauche ; c'étaient des douleurs continues allant de l'épaule au coude, vers la face postérieure du membre, douleurs que la malade distingue parfaitement de celles qu'elle a d'habitude, et ressent même actuellement dans l'autre bras. En même temps était survenu un œdème diffus, sans rougeur, occupant le bras tout entier.

Depuis, rien de nouveau n'est survenu, et les fractures n'ont donné lieu à aucune réaction inflammatoire. Bien plus, il n'existe plus traces de cette ostéo-périostite qui a précédé la fracture de la jambe.

Nous signalerons seulement en passant les arthropathies ; ce sont là des faits vulgaires maintenant, et dont nos salles contiennent du reste actuellement des exemples bien autrement remarquables. Il est seulement intéressant ici de signaler leur présence et leur longue antériorité chez un sujet qui doit présenter plus tard des fractures spontanées multiples.

Pour celles-ci, elles sont bien spontanées ; on ne peut admettre comme traumatisme capable de produire une fracture dans les conditions normales, l'effort que fait le malade pour ramener un oreiller sous sa tête. Leur nature, croyons-nous, ne peut être mise davantage en doute. Rien, dans les antécédents de la malade, ne la dispose aux fractures spontanées ; pas de syphilis, de goutte, ni de cancer ; pas d'ostéomalacie ; la solidité des autres os, des côtes, en fait foi. Si l'on veut supposer l'atrophie osseuse produite par l'inaction des membres, on ne peut du moins l'accepter pour le bras qui jouissait auparavant de tous ses mouvements. Il faut donc admettre que la fragilité des os est une conséquence immédiate de la lésion médullaire.

Les circonstances qui ont entouré la production de ces fractures leur ajoutent un nouvel intérêt. Dans chacun des membres fracturés, il y a eu pendant plusieurs jours des crises douloureuses tout à fait spéciales par leur violence, leur continuité, ou même la différence de leurs caractères.

La fracture accomplie, ces douleurs ont diminué ou disparu. Plus remarquable encore est cette ostéo-périostite qui a précédé de deux jours la fracture de la jambe ; elle se manifeste par les signes ordinaires : tuméfaction rouge, livide, adhérente à l'os, empâtement œdémateux du membre, dès que les os sont brisés, elle diminue, et deux ou trois jours plus tard, tout a disparu, ne laissant que la tuméfaction habituelle au niveau du foyer des fractures.

Faut-il voir là un trouble trophique dépendant également de la lésion du centre nerveux spinal, une sorte d'intermédiaire entre la lésion de la moelle et la fracture de la jambe ?

Observation VII

Ataxie. — Fracture de jambe. (par Ancelin ; Thèse 1881, obs. V).

Rongolle (Alex.,) bijoutier, 64 ans, entre le 19 avril 1880, au n° 4 de la salle Desprès (infirmerie de Bicêtre), service de M. Gillette.

La veille, en marchant avec des béquilles dans la cour de l'hospice, il est tombé et n'a pu se relever. On constate une fracture du tibia et du péroné au tiers supérieur à son union avec les deux tiers inférieurs. Les deux fragments font une saillie en arrière dans le mollet, tandis qu'il existe une encoche en avant.

Antécédents. — Maladie indéterminée à 15 ans ; alité pendant six semaines. Il y a quatre ans, a commencé à s'affaiblir ; a quitté son travail après deux mois et est entré à l'Hôtel-Dieu. Il avait déjà de l'anesthésie plantaire. Quatre mois après, séjour à Saint-Antoine dans le service de M. Brouardel où il fut traité par des bains. Enfin il entre à la Pitié et de là à Bicêtre où il présente de l'incoordination dans la marche.

L'affaiblissement fait des progrès marqués surtout aux jambes. Il gagne ensuite les bras. Quant à l'amaigrissement, il n'a jamais attiré son attention. Dans les jambes, il ressentait des picotements, des fourmillements, mais n'avait pas de douleurs fulgurantes.

Il y a deux ans, il s'est éveillé un matin avec l'œil gauche complètement amaurotique. Depuis six mois, la voix jusqu'alors forte est devenue flutée, parfois bitonale. A *l'entrée*, on constate la fracture de la jambe. Le malade provoque la mobilité anormale d'une façon exagérée sans paraître en souffrir : il y a anesthésie profonde, et la recherche de la crépitation ne lui arrache aucune plainte ; appareil plâtré qu'on ôte au bout de trente jours. La consolidation est peu avancée.

Appareil silicaté qui reste trois semaines en place. La consolidation n'a pas fait de progrès. Il y a en revanche des eschares au talon ; le membre est fortement œdématié : on l'entoure d'ouate.

Quelques jours après, le pied gauche, puis la jambe gauche s'œdématient à leur tour. Peu de douleurs ; l'eschare du pied droit nécessite de nombreux pansements. L'état du membre est examiné de temps en temps, et ce n'est qu'au mois de juillet que la consolidation paraît complète. La fracture a donc mis quatre mois à se cicatriser. Entre temps, l'amaigrissement a fait des progrès, de même l'affaiblissement. Les mains présentent l'aspect de l'atrophie musculaire progressive ; les avant-bras et les bras sont très amaigris ; c'est au point que depuis trois mois il lui a été difficile, puis impossible de manger seul.

Picotements dans les mains et les bras ; mouvements fibrillaires de la langue. Vers le milieu du mai, l'appétit qui allait diminuant, devient presque nul et le malade vomit la plus grande partie des aliments ingérés.

Jamais d'hématémèses ; ces vomissements ont lieu aussitôt après le repas, et la présence des aliments dans l'estomac n'est pas douloureuse.

Rien à la palpation à l'épigastre. Il va bien à la selle et ses garderobes sont plutôt liquides que dures ; de plus elles sont involontaires, il y a anesthésie du rectum. Miction normale, urine légèrement alcaline.

Sensibilité. — Depuis quatre ans, anesthésie plantaire, analgésie sur le dos du pied qui va diminuant sur les jambes et les cuisses. La sensibilité est normale ailleurs ; peut-être un peu diminuée sur les avant-bras et les mains. Le goût est fade ; l'odorat conservé. Douleurs continues dans les reins et le ventre, rappelant les douleurs en ceinture ; réflexe tendineux aboli. Gouttes amères, vin de quinquina, potion de Todd, etc.

26 juillet. — Taches de purpura sur les régions sus et sous-claviculaires.

30 juillet. — L'œdème des membres inférieurs est disparu. Les lésions médullaires complexes dont le malade est atteint, font cepen-

dant des progrès rapides, et il meurt le 20 septembre, d'asphyxie lente. L'autopsie n'a pu être faite.

Observation VIII

Ataxie. — Fracture de jambe (par Ancelin, thèse 1881. Obs. VI).

L.... (Charles), 46 ans, cordonnier, entre le 31 mai 1880, au n° 17 de la salle Nélaton, infirmerie de Bicêtre, service de M. Gillette.

Ce malade est ataxique depuis 1868. Depuis 1873, sa vue a baissé; rien du côté de l'estomac et de la vessie, mais il retient difficilement ses matières. Douleurs fulgurantes, fourmillements aux membres inférieurs; pas d'amaigrissement. Dans la marche, il jette les jambes de côté et d'autre ; réflexe du tendon rotulien aboli. Le 30 mai, après avoir fait une marche de 8 à 10 kilomètres, dit-il, il est tombé sur le coin d'un trottoir, la jambe gauche sous lui, et il a cherché inutilement à se relever. Le lendemain, il entre à l'infirmerie ; douleurs presque nulles. *Fracture de jambe* à l'union du tiers inférieur et des deux tiers supérieurs ; phlyctènes nombreuses, volumineuses, noirâtres, gonflement énorme du membre ; appareil de Scultet.

La nuit, douleurs vives pendant deux ou trois jours.

Le 2 juin. — On enlève l'appareil sous lequel se sont formées des phlyctènes nouvelles, nombreuses ; pansement glycériné Scultet ; le malade ressent, comme avant son traumatisme, des fourmillements dans les pieds. Appareil plâtré le 21 juin ; on l'enlève le 19 juillet. La consolidation est loin d'être complète ; on applique un second appareil plâtré.

Le 20 juillet.— Appareil silicaté qu'on enlève le 3 août. La fracture n'est pas encore cicatrisée et les deux fragments réunis par un cal fibreux, peu volumineux, sont encore mobiles l'un sur l'autre. Le membre est œdématié jusqu'au genou ; les mouvements du genou sont libres. On remet un appareil plâtré jusqu'au 20 septembre, puis le malade se lève peu à peu, mais il reste un œdème dur et de l'impotence des orteils. L'ataxie est toujours au point où elle était au moment de l'entrée.

Sort guéri et marche à l'aide d'une canne, à la fin d'octobre.

Durée pour la consolidation : presque quatre mois.

Observation IX.

Ataxie locomotrice. — Fracture spontanée du maxillaire inférieur (par *Ancelin* thèse, 1881, obs. IV résumée).

Méresse (Charles), âgé de 39 ans, tisserand, entre le 20 mai 1868 à l'hospice général de Rouen, salle Saint-Joseph.

Antécédents. — Ancien militaire, a fait la campagne de Crimée, et a par conséquent beaucoup souffert du froid. Pas de maladies particulières dans sa jeunesse.

Début de l'ataxie, en 1863, par de la diplopie, léger strabisme intermittent ; quelque temps après arrivèrent les douleurs fulgurantes et en ceinture, suivies bientôt d'incontinence d'urine et de matières fécales, etc.

En 1871 apparition de l'incoordination des mouvements des membres inférieurs.

En 1876 octobre. — Le malade en cherchant à casser avec ses dents un morceau de sucre candi, a entendu tout à coup un craquement se produire dans la mâchoire, sans douleur aucune, mais accuse une sensation étrange, qu'il ne peut définir.

On a constaté une fracture du maxillaire inférieur au niveau de la première molaire droite, la mobilité est très nette, avec gonflement très prononcé ; la mastication est impossible du côté droit ; on sent avec le doigt le fragment postérieur plus élevé que l'antérieur. La mobilité communiquée ne provoque aucune douleur.

On a essayé l'application d'un appareil en gutta-percha, qui n'a pu être supporté. Une mentonnière a été nécessaire.

Quelques semaines après on observe une rougeur très intense avec gonflement de la gencive au niveau de la fracture, et odeur fétide très prononcée; une quantité de pus assez notable en sort bientôt par une ouverture spontanée; un séquestre du volume du petit doigt, présentant environ 2 centimètres de longueur, s'élimine par cette ouverture. Au bout de quelques semaines on voit apparaître trois petites esquilles nouvelles, qui se détachent toujours sans douleur.

En avril 1877, l'ouverture est complètement fermée; depuis la fracture, les dents du côté malade ont toutes disparu sans douleur et sans suppuration.

La consolidation de la fracture ne s'est pas effectuée, il existe un cal fibreux qui permet à la branche droite du maxillaire une grande mobilité, à l'aide du doigt on constate facilement une dépression à ce niveau, le fragment postérieur reste beaucoup plus élevé que l'antérieur; le menton est dévié à droite. La mastication reste impossible de ce côté.

Observation X.

Ataxie locomotrice. — Fracture de cuisse (par M. le professeur Trélat. — *Journal des connaissances médicales* (Avril 1882).

Le 9 janvier dernier, une femme de 45 ans, d'aspect grassouillard, entrait dans notre salle Sainte-Marie, n° 9. Nous eussion spu à cette époque parler de cette malade, mais à l'heure actuelle les détails de son affection se sont déroulés sous nos yeux, et son histoire sera beaucoup plus intéressante.

En janvier 1874, cette femme fut prise de vertige au milieu de la rue, tomba et perdit connaissance; cet accident n'eut pas de suite fâcheuse, et la malade rapidement revenue à la santé n'éprouva rien de particulier pendant les années qui suivirent. Il y a deux ans, des douleurs se montrèrent dans la fesse droite et la racine de la cuisse, revenant par crises très pénibles ; des sangsues et des vésicatoires eurent à peu près raison de cette sciatique. Trois mois après, pendant la marche, la malade entendit nettement par deux fois un bruit dans sa hanche, analogue au craquement d'un verre de lampe qui éclate, puis tomba sur le côté. Admise dans le service de M. Cusco, cette malade présentait comme phénomène capital un gonflement, un empâtement profond qui fut pris sans doute pour un abcès sous-périostique de l'extrémité supérieure du fémur ; on fit une bonne incision de 8 à 9 centimètres qui ne donna issue qu'à du sang.

Au bout de trois mois, cette femme quitte l'hôpital et marche avec des béquilles. Deux mois après, elle tombe de nouveau, a de la douleur et de l'impuissance ; elle se fait sans doute une *nouvelle fracture* ; enfin, au sortir de l'hôpital, elle retourne chez elle et marche avec un bâton.

Une période de quatorze ou quinze mois se passe ainsi ; puis, le 8 janvier de cette année, la malade en marchant sent comme une brisure dans le membre inférieur gauche, tombe et ne peut se relever.

A son entrée, le 9 janvier, nous restons dans l'indécision ; la graisse dont elle est pourvue à l'excès rend l'exploration difficile ; son récit est difficile à démêler ; je ne trouvais rien de ce qu'on observe habituellement dans les fractures ; néanmoins, quelques jours après, l'examinant de nouveau, je trouvais un point douloureux, assez nettement limité, un peu au-dessus de la partie moyenne de la cuisse. Rappelant à ma mémoire les différentes particularités de l'histoire de cette malade, je portai le diagnostic : *fracture probable chez une ataxique.* Aujourd'hui la douleur locale a disparu ; mais à la partie supérieure et antérieure de la cuisse s'est montrée la tuméfaction dure, osseuse, caractéristique du cal ; la malade va bientôt nous quitter, mais elle n'en sera pas moins exposée à de nouvelles fractures.

Observation XI

Ataxie locomotrice. Fracture de la jambe droite. Arthropathie de la hanche droite (par M. le professeur Trélat. Journal des connaissances médicales Avril 20. 1882).

En juillet 1879, j'étais consulté par un homme de 44 ans, qui vint me montrer le bas de sa jambe droite. Trois mois auparavant, en descendant un escalier, il avait ressenti une douleur vive, était tombé et avait été traité pour une fracture ordinaire avec des appareils inamovibles.

Cette chute, causée par une douleur, me causait un peu d'étonnement.

Examinant la partie inférieure de la jambe, je trouvai que son diamètre excédait de 2 centimètres et demi celui du côté opposé : le pied était en bonne position ; je ne comprenais pas ce gros cal, j'envoyai ce malade à Bourbonne-les-Bains ; il revint et put chasser.

Au mois de novembre suivant, je le vis de nouveau à ma consultation ; il ne souffrait plus de la jambe malade, mais depuis quelque temps la jambe gauche était gênée dans la marche.

Ne trouvant aucune déformation locale, je fis marcher mon malade et je constatai que le pied, après s'être appuyé sur le sol, se fléchissait et se jetait en arrière d'une manière brusque et par une sorte de mouvement de ressort, je fus ainsi amené à regarder le malade comme ataxique, et je demandai alors à me rencontrer avec le médecin, mon distingué collègue, M. Constantin Paul. Un mois après, vers la fin de décembre, nous vîmes apparaître à la face externe de la partie supérieure de la cuisse, un vaste gonflement, qui existait aussi au-dessus du ligament de Fallope, sans rougeur, ni chaleur, ni fluctuation ; et, malgré la rapidité étonnante du développement de cette tuméfaction, nous nous demandions s'il ne s'agissait pas d'un néoplasme.

Nous fîmes trois ponctions avec différents trocarts ; rien ne sortit. Au bout d'une dizaine de jours. M. C. Paul constata que la tête fémorale se promenait dans la fosse iliaque externe ; une luxation pathologique s'était produite ; d'autre part, la tuméfaction avait disparu. Notre malade a gardé sa luxation fémorale et son cal avec un appareil puissant, empêchant le raccourcissement (de 12 cent.) d'apporter une trop grande gêne au fonctionnement du membre.

CONCLUSIONS

I. — La cause première des fractures est l'ostéoporose qui rend les os fragiles.

II. — On ne connaît pas encore le territoire de la moelle, dont la lésion provoque cette altération des os.

III. — Le cal est exubérant, plus volumineux que normalement, compacte et rendu irrégulier par la présence de jetées osseuses. — Consolidation facile. — La fracture peut être quelquefois le point de départ d'une suppuration.

IV. — Ces fractures sont plus fréquentes que ne l'indiquent les observations connues. Beaucoup de cas restent ignorés.

V. — Le maximum de fréquence est à la période d'incoordination; plus rarement pendant la période des douleurs; exceptionnellement avant tout symptôme ataxique.

VI. — Il n'y a pas de signe clinique spécial à ce genre de fractures; peut-être faut-il insister sur l'empâtement considérable du membre atteint.

Imp. A. DERENNE, Mayenne. — Paris, boul. Saint-Michel, 52.

www.ingramcontent.com/pod-product-compliance
Ingram Content Group UK Ltd.
Pitfield, Milton Keynes, MK11 3LW, UK
UKHW020402180726
13839UKWH00003B/1233